Prüfungsangst

Renate Götz Verlag

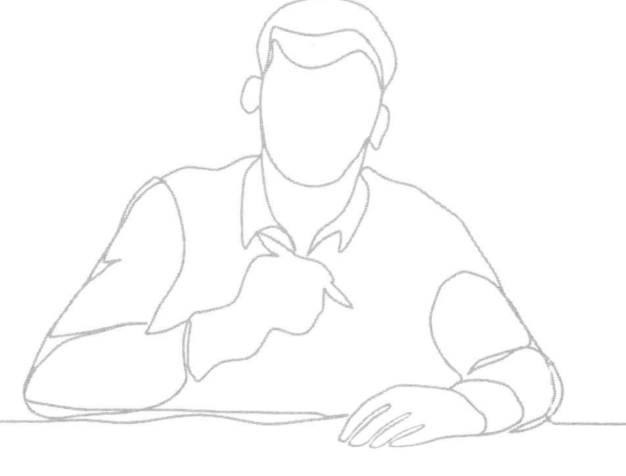

Malene Klindt Bohni & Sanne Kjær
In Zusammenarbeit mit Frida Bejder Klausen

PRÜFUNGS ANGST

Ein Leitfaden für Betroffene und Fachleute

Renate Götz Verlag

Titel des dänischen Originals:
Eksamensangst – en guide til studerende og fagprofessionelle
von Malene Klindt Bohni & Sanne Kjær, in Zusammenarbeit mit Frida Bejder Klausen

Übersetzung: Jörg Willen

Deutsche Ausgabe 2022

A-2731 Dörfles, Römerweg 6
info@rgverlag.com
rgverlag.com

Covergestaltung und Satz: Pia Jensen 2.1hartwork
Adaption von Layout & Gesamtgestaltung: Eva Denk . outlinegrafik.at

Illustrationen:
iStock: Natalypaint Cover, S. 12–13, 32–33; ambassador806 S. 2; ngupakarti S. 19, 68;
Gwens Graphic Studio S. 47; nitinan chumdavong S. 58; royyimzy S. 70;
Tetiana Garkusha S. 72–73
Adobestock: 1494 S. 8; askhat S. 31; Lucky Step S. 79

Druck: Gerin Druck GmbH Wolkersdorf, UZ-Nr. 756 gerin.co.at
Gedruckt und verarbeitet nach der Richtlinie „Druckerzeugnisse"
des Österreichischen Umweltzeichens

Produced in Austria

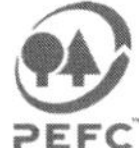

PEFC

ISBN 978-3-902625-88-5

INHALT

TEIL II WIE KANN MAN AN PRÜFUNGSANGST MIT KOGNITIVEN UND VERHALTENSTHERAPEUTISCHEN METHODEN ARBEITEN? 33

"

Oh nein! Ich muss zur Prüfung!

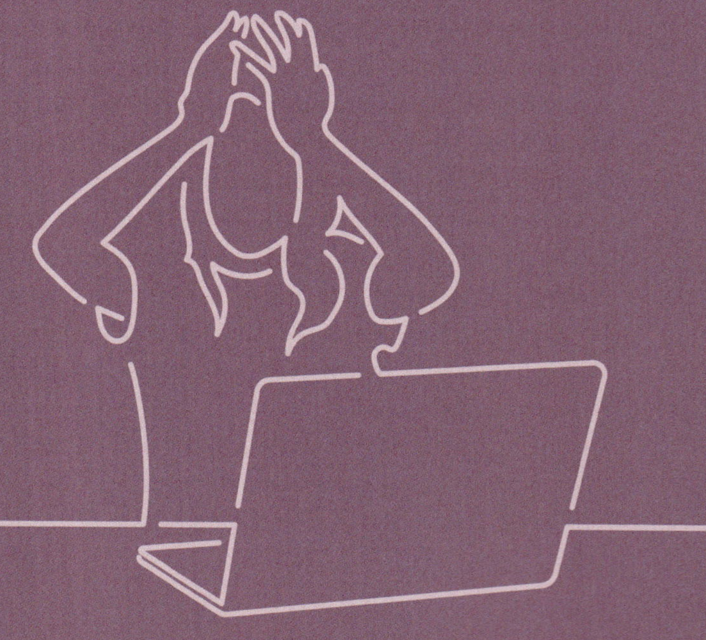

VORWORT

Es ist nicht möglich, ein Bildungssystem zu durchlaufen, ohne Prüfungen abzulegen. Hat man seine Ausbildung beendet, kann es im Arbeitsleben zu prüfungsähnlichen Situationen kommen, beispielsweise bei wichtigen Präsentationen. Viele von uns werden in solchen Fällen eine konstruktive Nervosität erleben. Für manche aber wird diese Nervosität so groß, dass man von einer regelrechten Prüfungsangst sprechen kann.

Glücklicherweise muss man Prüfungsangst nicht als ständige Begleiterin hinnehmen. Um sie zu vermindern oder ganz loszuwerden, gibt es viele Techniken – sie stehen im Mittelpunkt dieses Buches. Neben einem kurzen Einblick in die Aspekte der Prüfungsangst liegt die wichtigste Absicht dieses Buches darin, Studierenden praktische Hilfen zu geben. Daher findet sich hier keine lange theoretische Abhandlung über Prüfungsangst, sondern vielmehr ein Werkzeugkasten voller konkreter Techniken und Methoden.

Dieses Buch richtet sich an zwei Zielgruppen. Einerseits an all jene, die eine Schule besuchen, eine weiterführende Ausbildung oder ein Studium absolvieren und von Prüfungsangst betroffen sind. Der Einfachheit halber wird hier die Bezeichnung „Studierende" als Sammelbegriff für Personen in allen Arten von Ausbildung, unabhängig vom Niveau, verwendet. Das Buch gibt einen Einblick in die Prüfungsangst, um diese besser verstehen zu können, und enthält gleichzeitig viele Tipps und Übungen, die Betroffene selbst anwenden können.

Andererseits richtet sich das Buch an Lehrende, Studienberater*innen und andere Fachleute aus dem Bildungsbereich, die auf Studierende mit Prüfungsangst treffen. Durch die Lektüre dieses Buches werden sie in der Lage sein, Studierenden zu helfen und sie zu unterstützen. Sie erhalten einen Eindruck davon, was es bedeutet, Prüfungsangst zu haben und wie diese sich zeigt.

Darüber hinaus enthält das Buch praktische Hilfsmittel in Form von Übungen aus der kognitiven Verhaltenstherapie, die zur Unterstützung von Studierenden geeignet sind. Diese Übungen können aber auch in den Unterricht einfließen oder in Lehrveranstaltungen für Studierende mit Prüfungsangst verwendet werden.

Das Buch ist in drei Teile gegliedert. Der erste Teil enthält eine Einführung in das Thema Prüfungsangst. Im zweiten Teil werden die kognitive Verhaltenstherapie sowie Übungen vorgestellt. Mit den Techniken aus den Übungen kann entweder an der eigenen Prüfungsangst gearbeitet werden oder Fachleute wenden sie zur Unterstützung von Studierenden mit Prüfungsangst an. Die Techniken helfen, eigene Muster im Zusammenhang mit Prüfungsangst zu erkennen und diese so zu verändern, dass man die Angst im besten Fall überwinden kann. Der dritte Teil des Buches richtet sich an Fachleute und enthält Anregungen, wie Lehrende oder Studienberater*innen Kurse zum Thema Prüfungsangst gestalten können.

Am Ende des Buches sind Verweise auf weitere Hilfestellungen für Studierende mit Prüfungsangst aufgelistet. Wichtiger Hinweis: Manche Studierende können so stark von Angstzuständen betroffen sein, dass sie psychologische Behandlung benötigen – das ist mehr, als dieses Buch bieten kann.

Die beiden Autorinnen dieses Buches sind Psychologinnen und arbeiten seit vielen Jahren mit der Behandlung von Angst, auf die sie sich spezialisiert haben. Sie lernten sich kennen, als sie beide in der Abteilung des psychiatrischen Krankenhauses in Risskov/Skejby tätig waren, der heutigen Abteilung für Angst und OCD. Ihr Schwerpunkt lag in der Erforschung und Behandlung schwerer Angststörungen.

Malene Klindt Bohni ist privat praktizierende Psychologin, spezialisiert auf die Behandlung von Angstzuständen und Zwangsstörungen (englisch kurz OCD = Obsessive Compulsive Disorder), in allen Formen. Darüber hinaus ist sie in Ausbildung und Supervision von Lehrenden, Pädagog*innen, Studienberater*innen, Psycholog*innen und Ärzt*innen sowie anderen Fachleuten tätig, die mit von Angstzuständen oder Zwangsstörungen Betroffenen arbeiten. Sie bietet Kurse für Studierende mit Prüfungsangst an – sowohl in Gruppen als auch einzeln –

sowie Kurse für Fachleute als Vorbereitung darauf, Studierende mit Prüfungsangst zu unterstützen und zu beraten.

Sanne Kjær ist Abteilungsleiterin der Studentenberatung *Studenterrådgivningen*, einer landesweiten Organisation des Ministeriums für Bildung und Forschung. Seit 1964 bieten dort Psycholog*innen und Sozialarbeiter*innen kostenlos Hilfe für Studierende an. Prüfungsangst ist einer der häufigsten Gründe, sich an die Studienberatung zu wenden.

Das Buch wurde in Zusammenarbeit mit Frida Bejder Klausen verfasst. Sie ist Psychologin und verfügt über mehrere Jahre Erfahrung in der Vermittlung psychologischer Themen.

Abbildungen bzw. Arbeitsblätter, die im Rahmen einer Übung auszufüllen sind, stehen als Printvorlage auf der Website des Verlages zum Download zur Verfügung:

www.rgverlag.com/bohni2

Anmerkung des Übersetzers:

Das dänische Notensystem

Altes System

00 03 5 6 7 8 9 10 11 13

schlecht ——————————► gut

Neues System

-03 00 02 4 7 10 12

schlecht ——————————► gut

TEIL I

WAS IST PRÜFUNGS-ANGST?

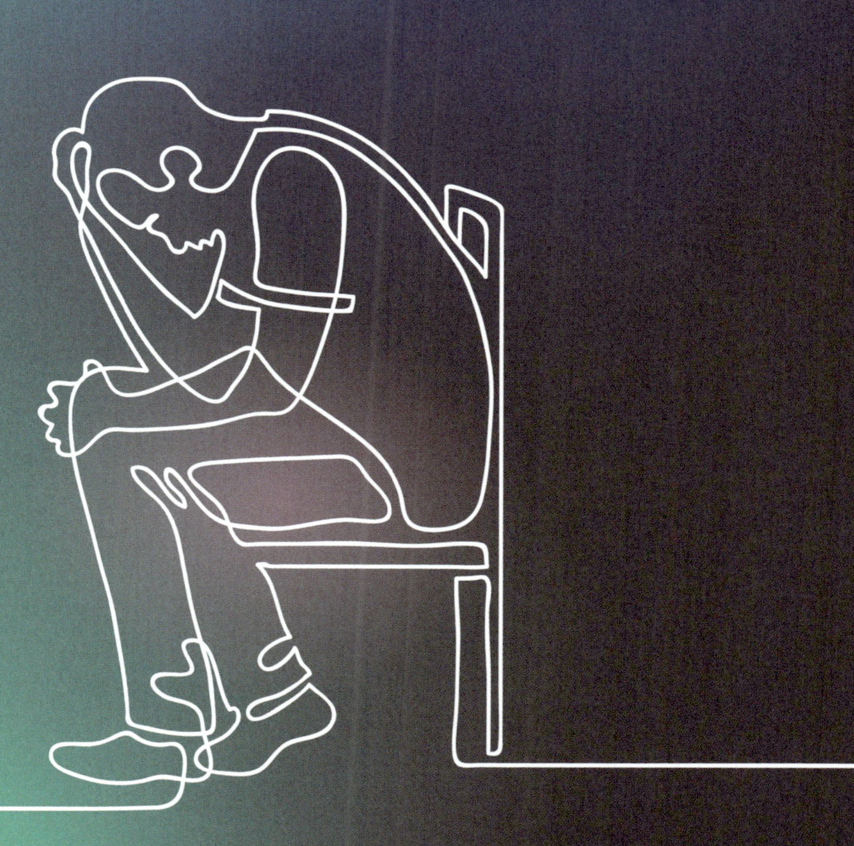

DIE MEISTEN VON UNS KENNEN DAS

Die meisten von uns kennen solche oder ähnliche Erlebnisse: Es ist ein schöner Sommertag und bald sind Ferien. Die Vorfreude ist allerdings getrübt, da zuvor noch eine Prüfung wartet. Also bereitet man sich tagsüber vor und hat Albträume in der Nacht. Ist der Prüfungstag endlich gekommen, fährt man zur Schule und wartet auf dem Gang mit schweißnassen Händen und einem angespannten Körper. Die Prüfungsangst ist da. Mancher würde das vielleicht nicht Angst nennen, sondern bloß Nervosität.

Eigentlich ist es ganz natürlich, in Prüfungssituationen etwas Angst zu haben. Ein gewisses Maß an Angst kann uns sogar dabei helfen, Leistung zu erbringen und etwas zu erreichen. Wir sind konzentrierter und strengen uns mehr an, wenn wir Angst haben. Für andere wiederum wird die Angst so übermächtig, dass sie die Leistung hemmt und in den Tagen, Wochen und Monaten bis zur Prüfung kann das Gefühl entstehen, die Hölle auf Erden zu durchleben.

Die Methoden in diesem Buch können Menschen sowohl mit einem leichten als auch schweren Grad von Prüfungsangst helfen. Für diejenigen, die nur leicht betroffen sind, können bereits kleine Tricks einen großen Effekt haben. Schwerere Fälle erfordern einen höheren Einsatz, um die Prüfungsangst wieder auf ein Niveau zu senken, auf dem sie kein Problem mehr darstellt.

Angst

Angst ist ein ganz natürliches Phänomen, das jede*r irgendwann erlebt. Sind wir einer Gefahr ausgesetzt, ist Angst sogar hilfreich. Gefährliche Situationen gibt es viele – von der klassischen Geschichte unserer frühen Vorfahren, die im Wald gefährlichen Tieren begegnet sind, bis hin zu einem Idioten, der bei Rot über eine Ampel fährt und uns dann in voller Fahrt entgegenkommt. Die Gemeinsamkeit dieser Situationen ist, dass wir Angst empfinden. Diese versetzt den Körper in Alarmbereitschaft und kann uns helfen, schnell zu reagieren: mit Kampf, Flucht oder Erstarren – je nachdem, was in der jeweiligen Situation am zweckmäßigsten erscheint. Wir haben also mit anderen Worten einen eingebauten Überlebensmechanismus, ein spezielles Alarmsystem, das uns blitzartig aktiviert, wenn Gefahr droht.

Erleben wir Angst, passieren viele Dinge in unserem Körper, die uns in die Lage versetzen, die gefährliche Situation zu bewältigen:

- Die Stresshormone Adrenalin und Noradrenalin werden im Körper freigesetzt, um mehr Energie zu liefern.
- Wir atmen schneller, damit unsere Muskeln zusätzlichen Sauerstoff bekommen.
- Eine erhöhte Herzfrequenz sorgt dafür, dass mehr Blut in Arme und Beine strömt.
- Wir sparen Energie dort, wo wir sie nicht brauchen, beispielsweise in unserem Verdauungssystem.
- Wir schwitzen, und erröten vielleicht, um die Wärme wieder zu verlieren, die die zusätzliche Energie erzeugt hat.

Es ist klug für den Körper, sich auf die Situation vorzubereiten, doch gibt es auch eine Kehrseite. Es fühlt sich unangenehm an, wenn Stresshormone durch den Körper strömen. Die schnellere Atemfrequenz kann bei manchen Menschen zu Kurzatmigkeit, Hyperventilation und Schwindelgefühlen führen, ebenso wie Muskelverspannungen auftreten können, weil das Blut schneller im Körper zirkuliert. Die reduzierte Energiezufuhr ins Verdauungssystems kann dazu führen, dass die Magen-Darm-Funktionen herabgesetzt oder auch überlastet werden, sodass wir immer wieder auf die Toilette müssen. Die Reaktionen des Körpers sind oft sehr störend, darum empfinden viele Angst als höchst unangenehm.

Obwohl die evolutionäre Funktion der Angst darin besteht, uns vor gefährlichen Situationen zu schützen, werden die meisten von uns auch Angst in Situationen erleben, in denen keine wirkliche Gefahr besteht. Angst kann als Kontinuum betrachtet werden, bei dem die Skala mit

> Wie und wann Prüfungsangst bei Studierenden auftritt, ist verschieden.

leichten Fällen von Angst beginnt. Am anderen Ende der Skala sind die Fälle hingegen so schwerwiegend, dass sie die Betroffenen in deren Alltagstätigkeiten hemmen oder behindern. Angst funktioniert hier nicht mehr als natürlicher Überlebensmechanismus. Sie wird vielmehr zu einer Störung, die belastend ist und eine Reihe von negativen Folgen mit sich bringt.

Wann sprechen wir von Prüfungsangst?

Wie der Name schon sagt, sprechen wir von Prüfungsangst, wenn Angst im Zusammenhang mit einer Prüfung empfunden wird. Prüfungsangst ist keine psychiatrische Diagnose. Das heißt, es gibt keine Reihe von Kriterien, die erfüllt sein müssen, damit Therapeuten auf Prüfungsangst schließen können. Das bedeutet aber nicht, dass Prüfungsangst deshalb weniger ernst genommen werden sollte. Aufgrund dieser fehlenden Kriterien kann es allerdings für manche Studierende schwer zu unterscheiden sein, ob es sich um natürliche Nervosität vor einer Prüfung handelt oder ob sie in einem Ausmaß an Prüfungsangst leiden, mit dem sich niemand abfinden muss.

Für das Verständnis von Prüfungsangst kann es hilfreich sein, sie – ebenso wie andere Formen von Angst – als ein Kontinuum zu betrachten, das von einem leichten bis zu einem schweren Grad reicht. Es geht also nicht um die Frage, ob man unter Prüfungsangst leidet oder nicht, sondern vielmehr darum, in welchem Grad und inwieweit dies negativen Einfluss auf das eigene Leben hat. Manche Menschen haben Probleme sich einzugestehen, dass sie Prüfungsangst haben, weil sie vielleicht das Wort Angst mit etwas sehr Negativem assoziieren. Sie können es einfach Prüfungsnervosität nennen oder einen anderen Begriff, den sie treffend finden. Wir haben das Wort Prüfungsangst für alle Grade von Angst/Nervosität gewählt. Die Methoden des Buches können für alle effektiv und relevant sein, egal ob sie leicht oder schwerer betroffen sind.

Die dänische Studentenberatung hat 2016 einige Kriterien aufgestellt, um zu beurteilen, inwieweit Studierende unter Prüfungsangst leiden. Bejaht ein Studierender, eine Studierende vier oder mehr der folgenden Aussagen, so leidet er oder sie wahrscheinlich unter Prüfungsangst:

- Dem*der Studierenden fällt es schwer, mit der Vorbereitung für die Prüfung zu beginnen.
- Der*die Studierende lässt sich während des Lernens leicht ablenken.
- Der*die Studierende erwartet schlechte Ergebnisse, ganz egal wie viel er*sie sich vorbereitet.
- Der*die Studierende hat während einer Prüfung physische Symptome wie etwa schwitzende Hände, Übelkeit oder Atembeschwerden.
- Der*die Studierende hat Schwierigkeiten, die Aufgaben und Fragen der Prüfung zu verstehen, kann die Fragen aber häufig außerhalb einer Prüfungssituation beantworten.
- Der*die Studierende kann seine*ihre Gedanken während der Prüfung nicht ordnen.
- Der*die Studierende hat ein Blackout während der Prüfung.
- Der*die Studierende denkt während einer Prüfung über andere Themen nach.
- Der*die Studierende liegt bei einer Prüfung unter seinem*ihrem normalen fachlichen Niveau.

Wie und wann Prüfungsangst bei Studierenden auftritt, ist verschieden. Für manche ist die Angst in der Zeit bis zur Prüfung am größten, während andere besonders dann von Angst betroffen sind, wenn sie im Prüfungsraum den Prüfenden gegenübersitzen. Für wieder andere zeigt sich die Angst am stärksten, wenn sie nach einer schriftlichen Prüfung auf die Noten warten. Eine Reihe von Studierenden wird in anderen Situationen, in denen sie Leistungen erbringen müssen, von Angst geplagt. So können diese etwa Angst davor haben, sich während des Unterrichts zu melden, etwas vor der Klasse vorzutragen oder bei einer Gruppenarbeit etwas Verkehrtes zu sagen. Manche verspüren generell Angst im Zusammenhang mit sozialen Situationen, wenn sie befürchten, nicht in eine Gruppe zu passen oder von ihr abgelehnt zu werden. Sehr schüchterne Menschen haben möglicherweise soziale Ängste (Phobien) (siehe Abschnitt Soziale Angst). Personen mit Prüfungsangst können darüber hinaus auch unter anderen Formen von Angst leiden, wie beispielsweise unter einer Panikstörung.

Wie sieht Prüfungsangst aus?

Für manche Studierende ist Prüfungsangst ein großes Tabu und sie versuchen deshalb, sie zu verbergen. Andere sind so stark von körperlichen Symptomen betroffen, dass es schwierig sein kann, ihre Angst vor einer Lehrerin oder einem Lehrer zu verbergen, weil sie zu weinen beginnen, erröten oder schwitzen. Es gibt aber auch Studierende, die ihre Prüfungsangst tatsächlich gut artikulieren und ihre Qualen mit anderen teilen können. Für Lehrende ist es ist von Vorteil, Anzeichen von Prüfungsangst zu erkennen. Sie haben dadurch die Möglichkeit, den Studierenden zu helfen. Prüfungsangst kann jedoch auf unterschiedliche Weise zum Ausdruck kommen. Im Folgenden werden acht Studierende beschrieben, die alle unter Prüfungsangst leiden, aber ihre Symptome und ihr Umgang mit Angst sind sehr unterschiedlich. Die Fälle sind frei erfunden, doch stark von unserer Arbeit mit Studierenden mit Prüfungsangst inspiriert.

„Angst ist ein ganz natürliches Phänomen, das jede*r irgendwann erlebt.

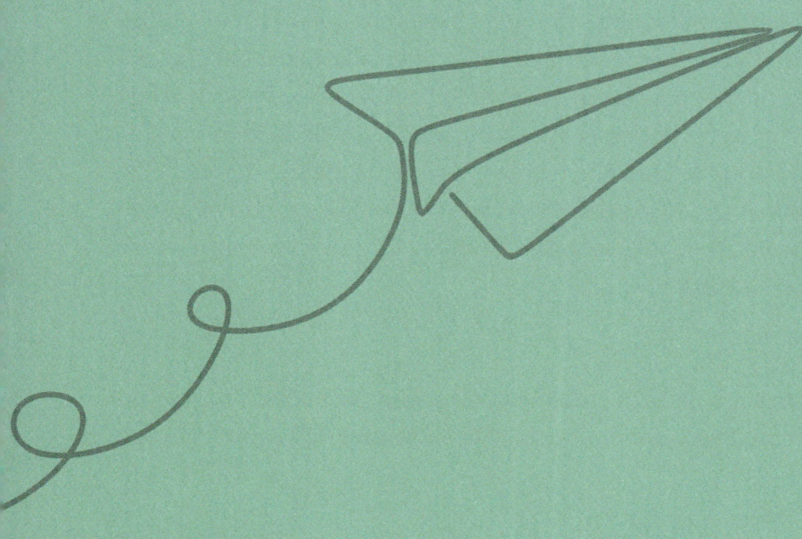

Magnus

Magnus geht in die 13. Klasse und macht gerade seine Abschlussprüfungen. Er bekommt fast immer die Note 12, manchmal 10 und ein einziges Mal 7. Trotzdem hat er Angst davor, nicht gut genug zu sein und nicht zu bestehen. Die nächste Prüfung ist in Sozialkunde. Es ist sein Lieblingsfach, in dem er richtig gut ist, und er will gut abschneiden. In den Tagen vor der Prüfung arbeitet er richtig hart – nur unterbrochen von Essenspausen. Seine Eltern finden, dass er zu viel von sich verlangt, aber sie können ihn nicht dazu bringen sich zu entspannen. Am Tag vor der Prüfung ist Magnus bis um fünf Uhr morgens auf, aus panischer Angst davor, ein Detail vergessen oder eine Kleinigkeit nicht überprüft zu haben. Genau aus diesem Themenbereich könnten ja die Fragen bei der Prüfung sein. Am Morgen der Prüfung ist Magnus müde und schwindlig. Er kann nichts essen und hat Angst, krank zu werden und nicht mehr sein Bestes geben zu können. Magnus fühlt sich so unter Druck, dass er daran denkt, sich krank zu melden. Es ist für ihn unvorstellbar, in seinem Lieblingsfach eine schlechte Note zu bekommen, weil er sich nicht wohlfühlt. Er ruft seinen Vater an, um ihn um Rat zu fragen, und Magnus beginnt zu weinen, als er dessen Stimme hört. Magnus' Vater kann hören, wie schlecht es Magnus geht. Er fährt von der Arbeit heim und versucht Magnus davon zu überzeugen, dass alles gut gehen wird. Dann fahren sie gemeinsam zur Schule. Als Magnus erstmals in dem Prüfungsraum ist, läuft es hervorragend und er bekommt eine 12. Er ist glücklich und erleichtert, muss aber seinen Freunden absagen, den Erfolg bei einem Bier mit ihnen zu feiern. Nach mehreren Tagen intensiven Schlafmangels ist er zu ausgebrannt, muss dringend nach Hause und schlafen. Außerdem darf er keine Zeit verlieren, weil er sich schon auf die letzte Prüfung in Mathematik vorbereiten muss. In der Schule ist es Tradition, die Note der letzten Prüfung in den Studentenhut zu schreiben. Deshalb MUSS es gut laufen.

Sofie

Sofie ist 15 Jahre alt und steht vor der ersten wichtigen Prüfung der 9. Klasse. Jedes Mal, wenn sie ihre Bücher aufschlägt, bekommt sie Angst, in der Prüfung etwas Peinliches zu sagen. Sie kommt sich dumm vor und fürchtet, von ihren Lehrkräften oder Prüfer*innen ausgelacht zu werden, weil sie unter Garantie etwas Falsches sagen wird. Vor lauter Angst wird ihr schwindlig und sie merkt, wie ihr Herz schneller schlägt, wenn sie an die bevorstehenden Prüfungen denkt. Aus diesem Grund vermeidet sie alles, was sie an die Prüfungen denken lässt. Als Anne und Fatima fragen, ob sie gemeinsam lernen wollen, versucht Sofie die beiden zu überreden, stattdessen ins Kino zu gehen, aber das wollen die Freundinnen nicht. Deshalb geht Sofie lieber allein nach Hause und sieht sich Serien an oder ist auf YouTube. Als Sofies Mutter fragt, wie es mit dem Lernen läuft, wird Sofie unruhig und bekommt ein schlechtes Gewissen, weil sie sich nicht vorbereitet hat. Deswegen antwortet sie aggressiv, sie habe alles im Griff. Sofies Mutter ahnt nichts von deren Prüfungsangst. Sie wundert sich, dass Sofie so wütend ist und sich während dieser schönen sonnigen Maitage so isoliert. Sie denkt, Sofie stecke bestimmt nur in einer schwierigen Phase der Pubertät. Daher ist Sofie allein mit ihrer Angst und bekommt von niemandem Unterstützung. Im Gegenteil, sie erlebt zunehmend Druck von ihrer Umgebung, weil ihre Mutter meint, sie solle aufhören so wütend zu sein, und ihre Freunde verstehen nicht, warum sie nicht am Lernen teilnehmen möchte.

Nanna

Nanna ist 26 Jahre alt und studiert Biologie. Sie ist älter als viele ihrer Studienkolleg*innen. Da sie nach dem Gymnasium nicht die Kraft hatte, wieder einen Unterricht zu besuchen, machte sie einige Jahre Pause. Nanna gefällt es eigentlich auf der Universität und es läuft gut für sie, aber sie leidet unter sehr schwerer Prüfungsangst. Wenn sie zu einer Prüfung muss, übergibt sie sich in der Regel morgens. Bereits mehrere Male hat sie erlebt, dass ihr vor einer Prüfung schwindlig und schwarz vor Augen wird und sie zusammenbricht. Es fühlt sich an, als würde sie in Ohnmacht fallen, und manchmal schlägt ihr Herz so stark, dass sie Angst hat zu sterben. Nanna hat ständig Angst, bei der nächsten Prüfung wieder das Gleiche zu erleben. Sie ist sich ziemlich sicher, nicht an einer Prüfung teilnehmen zu können, ohne diese Symptome zu bekom-

> Bereits mehrere Male hat Nanna erlebt, dass ihr vor einer Prüfung schwarz vor Augen wird und sie zusammenbricht.

men. Durch die Angst davor, ängstlich zu werden, konzentriert sie sich so sehr darauf, dass sie ironischerweise noch ängstlicher wird. Es beschäftigt sie die ganze Zeit über, was ein Prüfer wohl denkt, wenn sie im Prüfungsraum steht und zittert. Für sie ist das peinlich. Sie ist eine erwachsene Frau und kann nicht einmal zu einer Prüfung gehen! Nannas Familie und Freunde wissen, dass sie mit Prüfungsangst zu kämpfen hat, weil sie lieber darüber spricht, als zu versuchen, ihre Angst zu verbergen.

Kasper

Kasper hat gerade im Gymnasium begonnen. Er vermisst seine Zeit in der 9. Klasse, in der er der Beste in allen Fächern war. So ist es nicht mehr. Im Gegenteil. Er denkt tatsächlich, viele in seiner Klasse seien klüger als er. Das macht Kasper Angst vor schlechten Noten. Er fürchtet sich schon, sein erstes Zeugnis zu bekommen. Er weiß nämlich, wie neugierig sein Vater und seine Mutter darauf sind, es zu sehen. Kaspers Vater ist ein bekannter Anwalt, seine Mutter Oberärztin. Er spürt ihre Erwartungen, ein gutes Maturazeugnis zu bekommen und damit die Möglichkeit, in einem der beliebten Studiengänge zu beginnen. Kasper möchte gerne Psychologie in Kopenhagen studieren, aber man muss einen Durchschnitt von fast 12 haben, um angenommen zu werden. Er teilt seiner Mutter die Angst, nicht aufgenommen zu werden, mit. Diese sagt nur, dass er sehr gut sei und es schon schaffen werde, weil es immer so war. Deshalb hat Kasper Angst vor den Prüfungen in diesem Sommer. Allein der Gedanke daran, seinen Eltern eine schlechte Note mitteilen zu müssen, lässt seinen Magen grummeln. Er hat Angst davor, dass sie wütend und enttäuscht sein werden, wenn er nicht gut genug ist.

Troels

Troels steht kurz vor dem Abschluss seines zweiten Semesters an der Universität. Er hat drei Prüfungen im Juni. Eine davon ist mündlich. In den Tagen vor der mündlichen Prüfung hat Troels viele Albträume und kann sich tagsüber kaum auf die Vorbereitungen konzentrieren. Er kann nicht umhin, an seine erste Prüfung an der Universität zu denken, die katastrophal war. Troels war bei der Prüfung sehr nervös. So nervös, dass er ein Blackout hatte. Plötzlich konnte er sich an nichts mehr erinnern und seine Stimme war von Tränen erstickt, als er versuchte, etwas zu sagen. Troels fand nicht, dass der Prüfer ihn in dieser Situation unterstützte, obwohl er das gebraucht hätte. Der Prüfer ließ ihn schließlich durchfallen und sagte, es sei Unsinn, während einer Prüfung so still zu sein. Troels fühlte sich von dem Prüfer erniedrigt. Jetzt hat er Angst, bei der nächsten mündlichen Prüfung wieder ein Blackout zu haben. Er hat auch Angst davor, dass Lehrende und Prüfende auf ihn herabsehen, wenn es noch einmal passiert. Vielleicht werden sie sogar dasitzen und über ihn lachen, wenn er den Prüfungsraum bereits verlassen hat.

Trine

Trine macht eine Ausbildung zur Pädagogin und absolviert gerade ein Praktikum, in dem sie mit jungen Kriminellen arbeitet. Das macht ihr große Freude und sie hat entschieden, nach Abschluss ihres Studiums in diesem Bereich zu arbeiten. Bald ist das Praktikum beendet und das Studium geht weiter. Schon der Gedanke daran bereitet Trine Magenschmerzen. Sie bekommt keine besonders guten Noten. Trine hat Probleme, die pädagogischen Theorien zu verstehen, aber sie traut sich nicht, ihre Studiengruppe um Hilfe zu fragen, weil sie das Gefühl hat, dass die anderen viel klüger sind. Sie hat permanent Angst, von der Studiengruppe ausgeschlossen zu werden, wenn sie etwas Dummes sagt. Sie ist bereits mehrmals durch die Prüfung gefallen, hat aber gegenüber der Gruppe behauptet, mit 7 bestanden zu haben. Trine fühlt sich dumm und hat Angst, wieder durchzufallen. Sie kann den Gedanken an Prüfungen nicht ertragen und hat tatsächlich überlegt, die Ausbildung abzubrechen. Aber sie will unbedingt mit kriminellen Jugendlichen arbeiten. Um sich diesen Traum zu erfüllen, will sie die Ausbildung abschließen.

Martina

Martina absolviert eine Tischlerlehre. Sie ist ziemlich geschickt, glaubt selbst aber nicht daran. Ihr Meister ist oft gestresst und fährt Martina und die anderen Angestellten der kleinen Tischlerei häufig an. Martina nimmt das jedes Mal sehr persönlich und denkt, sie mache ihre Arbeit nicht gut genug, obwohl ihr die anderen in der Firma gesagt haben, dass der Meister zu allen so ist. Martina erinnert sich besonders an einen Tag, an dem sie eine Arbeit allein ausgeführt hat. Als der Meister zurückkam, sagte er: „Kannst du nicht selbst sehen, wie ungenau das gemacht ist?" Einer der Gesellen hörte das Gespräch zufällig mit und sagte hinterher zu Martina, dass der Meister es nur eilig hatte und sie ihren Job wirklich sehr gut mache. Aber Martina glaubt nicht an sich selbst. Deshalb hat sie Angst vor der Lehrabschlussprüfung. Und das ist nicht das Einzige, das sie fürchtet. Fast alle sozialen Situationen sind beängstigend für sie. Sie hat Angst, etwas zu sagen, über das andere lachen könnten. Obwohl sie gute Freundinnen hat, befürchtet sie, sie könnten hinter ihrem Rücken schlecht über sie reden und gar nicht mit ihr zusammen sein wollen. Nur bei der Familie fühlt sich Martina rundum sicher und kann völlig entspannen.

Gustav

Gustav hat grade mit dem Master-Studium an der Universität begonnen. Er strebt gute Noten an. Alle reden darüber, wie wichtig gute Noten sind, damit man nach dem Studium bei den Unternehmen mehr gefragt ist. Gustav kennt Julie, die gerade ihre Abschlussarbeit abgegeben hat. Während des Studiums haben sie zum Wochenabschluss häufig Bier zusammen getrunken. Einmal, als Julie wirklich betrunken war, gab sie zu, gemeinsam mit Kollegen aus ihrer Studiengruppe Notizen mit falschen Informationen an andere Studenten verteilt zu haben, in der Hoffnung, die anderen würden schlechter abschneiden. Gustav hat gerade genau das Gleiche mit seinen guten Freunden aus seiner Studiengruppe gemacht. Er hat ein extrem schlechtes Gewissen und fürchtet sich davor, dass sie es entdecken. Aber Gustav sagt ihnen nichts, aus Angst davor, sie würden besser abschneiden als er selbst. Das ist auch der Grund, warum er seine eigenen Ergebnisse nicht mit seiner Studiengruppe teilt. Aber jetzt ist Gustav nachdenklich geworden und fragt sich, ob die anderen das Gleiche mit ihm machen. Er fühlt sich allein und hat das Gefühl, niemandem vertrauen zu können. Und deshalb trägt er ein Geheimnis mit sich herum. Er hat einmal während einer schriftlichen Prüfung geschummelt. Gustav bekommt Bauchschmerzen, wenn er daran denkt. Das liegt einige Jahre zurück und niemand hat es bemerkt, aber er hat immer noch Angst, eines Tages entdeckt und bestraft zu werden.

Ursachen

Wie die acht beschriebenen Fälle zeigen, gibt es viele verschiedene Gründe für Prüfungsangst. Im Folgenden werden die Gründe näher erläutert.

Perfektionismus

Manche Studierende haben sehr hohe Ansprüche an sich selbst und an ihre Leistungen. Sie neigen dazu, zu viel von sich selbst zu erwarten. Nur das Perfekte ist gut genug, deshalb streben sie in allen Fächern nach den Bestnoten. An einem schlechten Tag kann die zweitbeste Note gerade noch akzeptiert werden. Das setzt sie in Prüfungssituationen unter großen Druck und kann zu Prüfungsangst führen. Diese Studierenden schämen sich oft sehr, wenn sie nicht gut abschneiden, was wiederum die Prüfungsangst noch verstärken kann.

Druck von den Eltern

Manche Eltern üben Druck auf ihre Kinder aus, mit der Erwartung, dass diese besser abschneiden, als es deren Fähigkeiten zulassen. Das können ausgesprochene oder unausgesprochene Erwartungen sein, wie beispielsweise: „In dieser Familie macht man eine akademische Ausbildung.“ Aber noch häufiger treffen wir auf Studierende mit unangenehmen, aber unrealistischen Katastrophenvorstellungen darüber, wie enttäuscht ihre Eltern wären, wenn sie bestimmte Noten nicht erreichen. Wenn wir dann zusammen mit den Studierenden diese Gedanken genauer untersuchen, zeigt sich meistens, dass diese Vorstellungen unrealistisch sind. Glücklicherweise gelingt es den meisten Eltern gut, ihre Kinder zu unterstützen, ohne sie zu sehr unter Druck zu setzen.

Druck von Lehrenden

Auch Lehrende können zu viel Druck auf ihre Studierenden ausüben. Studierende können es natürlich als Druck empfinden, wenn Lehrende sehr niedrige Erwartungen haben, und lassen sich aufgrund dieses mangelnden Zutrauens vielleicht entmutigen. Andererseits können aber auch positive Erwartungen – trotz guter Absichten – Druck auf Studierende ausüben. Wenn Studierende auf viel Lob und hohe Erwartungen von Lehrenden treffen, kann es sein, dass sie nervös werden, die Prüfung bei diesen abzulegen – aus Angst, die in sie gesetzten Erwartungen nicht erfüllen zu können.

Mangelnde Lern- und Prüfungskompetenz

Rückt ein Prüfungstermin näher, leiden manche Studierende unter Prüfungsangst, weil ihnen bewusst wird, dass sie fachlich nicht in der Lage sind, die Prüfung zu bestehen. Möglicherweise haben sie sich im Laufe des Studienjahres nicht gut genug vorbereitet oder ihre Notizen reichen nicht aus. Dadurch fühlen sie sich unvorbereitet und somit kann Prüfungsangst aufkommen. Manchen Studierenden fehlen sehr konkrete Lern- und Prüfungskompetenzen, sie wissen zum Beispiel nicht, wie sie die Zeit bis zur Prüfung strukturieren oder wie sie sich „herausreden" können, wenn sie auf eine Prüfungsfrage keine Antwort haben. Fühlen sie sich dadurch unsicher oder fehl am Platz, kann das zu Prüfungsangst führen.

Druck von Freund*innen oder Studienkolleg*innen

In machen Freundeskreisen oder Studiengruppen besteht die unglückliche Tendenz, sich gegenseitig unter Druck zu setzen, Höchstleistungen zu erzielen. Die Studierenden konkurrieren (offen oder verdeckt) miteinander und verachten sich selbst, wenn sie keine Bestnoten bekommen.

Vielleicht wird in den Gruppen auch über Ausbildungen oder Arbeitsplätze gesprochen, die sehr gute Prüfungsnoten voraussetzen, um angenommen zu werden. Dies führt wiederum zu einer weiteren Erhöhung des Drucks auf die Studierenden.

Geringes Selbstwertgefühl und negative Gedanken über sich selbst

Manchmal basiert Prüfungsangst auf einer grundlegenden Selbstwertproblematik. Dabei haben Studierende generell in allen Situationen eine Tendenz zu negativen Gedanken über sich selbst. Es mag die Annahme geben, nicht gut genug zu sein, und die Tendenz zu sehr selbstkritischer Haltung – auch in anderen Bereichen als Schule und Studium. Ein geringes Selbstwertgefühl kann zur Folge haben, sich unbewusst auf die „Löcher im Käse" zu konzentrieren, also auf die Bereiche, in denen man Probleme hat – statt auf das, was gut gelingt. In der Zeit vor der Prüfung kann dies dazu führen, den Fokus auf all die Dinge zu richten, die man vermeintlich nicht richtig gemacht hat. Das kann leicht zu dem Gefühl führen, überhaupt nichts richtig gemacht zu haben. Diese Studierenden sind auch häufig überzeugt davon, dass ihre Freund*innen und Studienkolleg*innen besser und klüger sind als sie selbst. Darüber hinaus neigt jemand mit geringem Selbstwertgefühl oft dazu, hinter einer erzielten Note eine Ursache zu vermuten, die den eigenen Fähigkeiten nicht zuträglich ist. Bekommt ein junger Mann eine gute Note, erklärt er das beispielsweise mit dem glücklichen Umstand, dass er ein günstiges Prüfungsthema erhielt und die Notizen seiner Freunde benutzen durfte. Hingegen erklärt er sich eine schlechte Note damit, dumm zu sein und sich nicht gründlich genug vorbereitet zu haben.

Schlechte Erfahrung in einer früheren Prüfung

Manche Studierende haben mit Prüfungen schlechte Erfahrungen gemacht. Vielleicht, weil ein Lehrer oder eine Prüferin während einer Prüfung zu streng oder ungerecht war oder die Studierenden es so erlebt haben. Oder vielleicht auch, weil die Studierenden ein Blackout hatten. In diesem Fall kann eine Prüfung mit etwas Negativem assoziiert werden und zum Beispiel zu der Angst führen, wiederholt eine strenge Prüferin, einen strengen Prüfer zu bekommen. Oder vielleicht entsteht nach einer (oder mehreren) negativen Erfahrungen die Überzeugung, in Prüfungen nicht gut abschneiden zu können.

Mangelnde Eignung

Manchmal beruht die Prüfungsangst darauf, dass Studierende nicht die Begabung mitbringen, die für eine Fachrichtung erforderlich ist. Einige nehmen an Studiengängen teil, die nicht für sie geeignet sind, und sie können deshalb die Anforderungen für das Bestehen der Prüfung nicht erfüllen. Die Angst zu versagen kann in solchen Fällen sehr realistisch sein. Mithilfe der Tools in diesem Buch können Studierende die Gewissheit erlangen, einfach das Beste zu geben, das ihnen möglich ist. Scheitern ist kein Weltuntergang. Darüber hinaus müssen sie aber natürlich dabei unterstützt werden, eine Ausbildung zu wählen, die ihren Begabungen entspricht.

Soziale Angst

Einige der von Prüfungsangst geplagten Studierenden erleben auch in anderen als den bisher beschriebenen Situationen unangenehme Angst – zum Beispiel in sozialen Kontexten oder generell in Situationen, in denen Leistung zu erbringen ist und sie erleben, von anderen bewertet zu werden. Empfindet dies jemand in seinem Leben als allgegenwärtig, so kann dies dazu führen, unter sozialer Angst zu leiden. Menschen mit sozialer Angst fühlen sich oft schlecht, wenn sie im Mittelpunkt stehen und Aufmerksamkeit erregen, was besonders in einer Prüfungssituation zutrifft.

In der Vergangenheit wurde beim Umgang mit Prüfungsangst viel Wert darauf gelegt, mögliche Ursachen von Prüfungsangst aufzudecken und zu bearbeiten, weil man meinte, dies würde Abhilfe schaffen und die Angst lindern. Heute wissen wir, dass Prüfungsangst bei Einzelnen oft auf eine Kombination mehrerer verschiedener Faktoren zurückzuführen ist – und es häufig keine große Auswirkung auf die Prüfungsangst hat, sich auf mögliche Ursachen zu konzentrieren. Dagegen ist es meist sehr effektiv, mit den Faktoren zu arbeiten, die die Prüfungsangst aufrechterhalten und vielleicht sogar noch verstärken. Der zweite Teil des Buches konzentriert sich darauf, wie man mit diesen Faktoren arbeiten kann, um Prüfungsangst loszuwerden oder zu minimieren.

Wie viele Menschen leiden unter Prüfungsangst?

Es gibt keine offiziellen Statistiken darüber, wie viele Dänen unter Prüfungsangst leiden. Da man Prüfungsangst als ein Kontinuum betrachtet, anstatt zu beurteilen, ob jemand Prüfungsangst hat oder nicht, kann es schwierig sein, Studien über das Ausmaß anzustellen. Es wird jedoch geschätzt, dass 15 bis 20 Prozent der Studierenden unter Prüfungsangst in einem für sie lästigen und hemmenden Ausmaß leiden (Bohni, 2020).

Bekannt ist die Anzahl der Kinder und Jugendlichen im Alter von 0 bis 18 Jahren, bei denen Angstzustände oder Depressionen diagnostiziert wurden – diese hat sich von 2.354 im Jahr 2006 auf 7.189 im Jahr 2016 verdreifacht (Dänische Gesundheitsbehörde, 2017). Aufgrund dieser Zahlen muss davon ausgegangen werden, dass auch die Anzahl der jungen Menschen mit Prüfungsangst zugenommen hat. In unserer Gesellschaft erleben wir die Entwicklung hin zu einer verstärkten Prüfungs- und Leistungsorientierung, was ein Argument für einen möglichen Anstieg der Anzahl der Studierenden mit Prüfungsangst ist. Kinder und Jugendliche werden heute schon in jungen Jahren diversen Tests und Prüfungen ausgesetzt.

Es gibt das Argument, mehr Tests in der Schule machen viele Schülerinnen und Schüler widerstandsfähiger und bereiten sie auf die Teilnahme an Prüfungen vor, weil sie sich dadurch an das Testen gewöhnen. Denkbar ist aber auch, dass ein verstärkter Fokus auf Tests, Resultate und Studienwahl zur Entstehung von Prüfungsangst beitragen kann, weil ein höherer Druck empfunden wird. Außerdem erleben wir Studierende, die es schwer mit dem neuen Notensystem haben. Mit der alten 13er-Skala war man mit mittleren und höheren Noten gut, beispielsweise 7 bis 11, und konnte in manchen Fällen auch 13 erreichen. Bei der neuen 12er-

Skala liegt ein größerer Abstand zwischen den Noten, weil sie von 7 zu 10 und zu 12 springen. Daher besteht für einige Studierende mental ein sehr großer Unterschied zwischen 7 und 10, weil die Noten rein zahlenmäßig weiter auseinanderliegen. Außerdem macht es im Notendurchschnitt einen deutlichen Unterschied, ob man 7 oder 10 statt 9 oder 10 bekommt. Darüber hinaus wird 12 nicht nur für eine außergewöhnlich gute Leistung vergeben, wie es beim alten System mit der Note 13 der Fall war. Einige Studierende empfinden es als zusätzlichen Druck, die höchste Note zu erzielen, weil diese leichter erreichbar ist.

Es ist aber auch möglich, dass es keine vermehrte Anzahl an Studierenden mit Prüfungsangst gibt, sondern wir uns der Prüfungsangst einfach bewusster sind. Wir sind im Allgemeinen besser darin geworden, uns auf unsere mentale Gesundheit zu konzentrieren, das könnte den bewussteren Umgang mit Prüfungsangst erklären. Es ist möglicherweise kein großes Tabu mehr, unter Prüfungsangst zu leiden und darüber zu reden, was auch dazu beitragen kann, mehr Menschen zu entdecken, die von dieser Art von Angst geplagt werden.

Auswirkungen von Prüfungsangst

Prüfungsangst hat ärgerliche Auswirkungen für Betroffene, das liegt auf der Hand. Ist die Angst da, erleben viele Studierende ein heftiges Unbehagen. Prüfungsangst kann aber auch weitreichendere Konsequenzen haben. Zunächst einmal kann Prüfungsangst das Ergebnis einer Prüfung beeinflussen. Beispiele, die ein schlechteres Prüfungsergebnis zur Folge haben können:

- Sämtliche Energie wird auf die Handhabung der Angst verwendet statt auf die Leistung bei der Prüfung.
- Eine schriftliche Prüfung wird vorzeitig abgebrochen. Grund dafür können Angstsymptome sein oder weil der oder die Studierende meint, langsam oder schlecht zu sein und dies vor anderen verbergen möchte.

- Schlechteres Abschneiden, als die Fähigkeiten erwarten lassen, beispielsweise aufgrund eines Blackouts bei einer mündlichen Prüfung.
- Jemand fühlt sich von der Angst unter Druck gesetzt und versucht, sich ein besseres Ergebnis zu erschummeln.

Auf längere Sicht kann Prüfungsangst noch weitreichendere Folgen haben. Ein Studierender, eine Studierende bricht möglicherweise eine Ausbildung ab, weil die Prüfungsangst zu unkontrollierbar ist, um damit leben zu können. Vielleicht wählt ein junger Mensch eine Ausbildung oder einen Beruf danach aus, ob sich dort Prüfungen umgehen lassen – anstatt mit dem Herzen zu wählen und am Ende das zu tun, was er oder sie wirklich will und kann. Auf persönlicher Ebene kann Prüfungsangst den Glauben an die eigenen Fähigkeiten so stark beeinflussen, dass sie Auswirkungen auf das Selbstvertrauen und Selbstwertgefühl hat.

Niemand profitiert davon, mit diesen Folgen zu leben. Erst recht nicht, wenn es eine Möglichkeit gibt, sie loszuwerden.

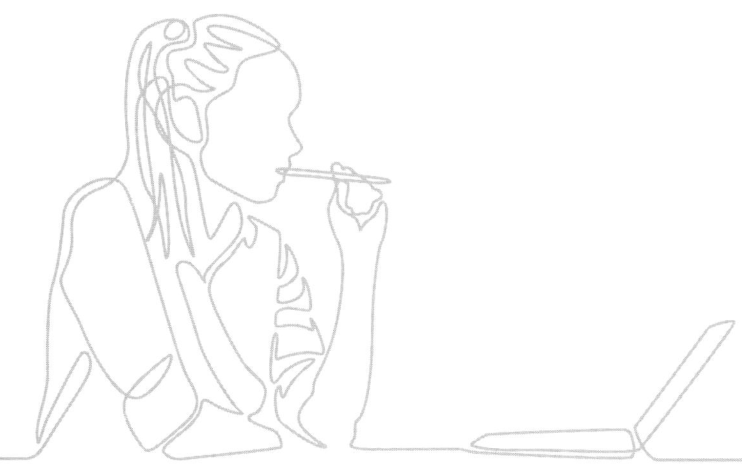

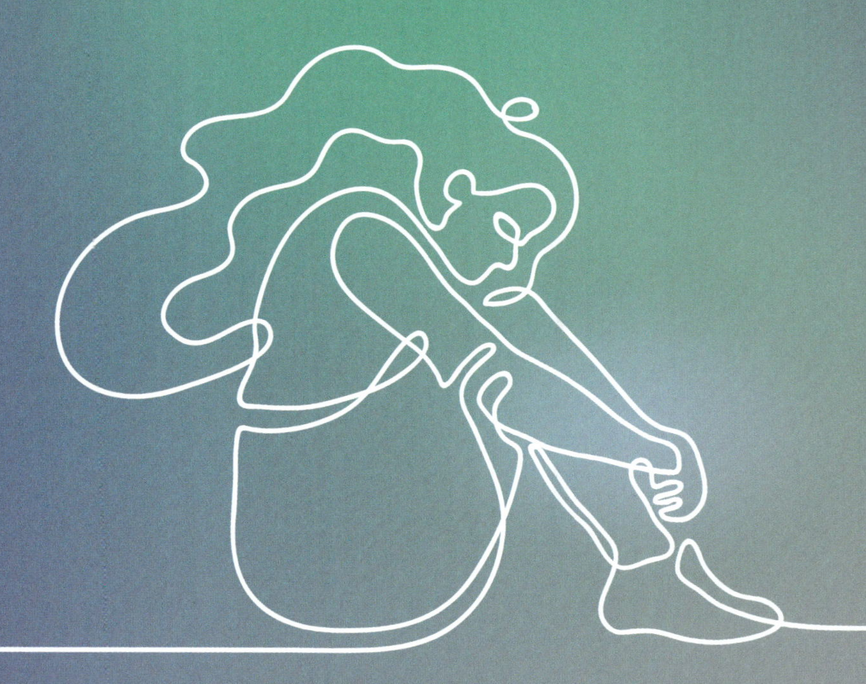

TEIL II

WIE KANN MAN AN PRÜFUNGS-ANGST MIT KOGNITIVEN UND VERHAL-TENSTHERA-PEUTISCHEN METHODEN ARBEITEN?

DIE KOGNITIVE VERHALTENS-THERAPEUTISCHE METHODE

Angst zeigt sich in vielen verschiedenen Varianten und die erste Wahl bei allen Formen ist die Gesprächstherapie. In schweren Fällen kann sich auch eine medizinische Behandlung anbieten. Allerdings kommt es selten vor, dass Medikamente gegen Prüfungsangst eingesetzt werden – selbst bei schweren Fällen. Es gibt viele unterschiedliche therapeutische Ansätze, mit Angst zu arbeiten, und natürlich ist es immer wichtig, die Methode individuell an die von Angst Betroffenen anzupassen. Eine der wirksamsten und am besten erforschten Therapieformen gegen Angstzustände ist die kognitive Verhaltenstherapie.

Wissenschaftliche Untersuchungen zeigen bei 60 bis 80 Prozent der Menschen, bei denen kognitive verhaltenstherapeutische Methoden gegen Angst angewandt werden, eine gute und dauerhafte Wirksamkeit der Behandlung. (Bohni, 2020)

Das Entstehen der kognitiven Therapie verbindet man besonders mit Aaron T. Beck, der in den späten 60er-Jahren eine Therapieform präsentierte, die den Schwerpunkt auf die aktuellen Probleme eines Menschen legt, anstatt sich primär auf die Vergangenheit zu konzentrieren. Die kognitive Methode beschäftigt sich besonders mit den Faktoren, die die Schwierigkeiten und Symptome einer Person erhalten und verstärken, einschließlich ihrer Gedanken. Die Ursachen stehen nur dann im Fokus, wenn es notwendig ist, die Hintergründe der aktuellen Probleme zu verstehen oder falls die Ursachen zur Aufrechterhaltung der Probleme beitragen. Es wird speziell an Gedanken und Verhalten gearbeitet, da unangemessene Denk- und Verhaltensmuster wesentlich zur Entstehung und Aufrechterhaltung von psychischen Herausforderungen oder Störungen, wie zum Beispiel Prüfungsangst, beitragen.

Natürlich haben Lehrkräfte nicht die Aufgabe, ihre Schülerinnen und Schüler oder Studierende zu therapieren. Da die Methode der kognitiven Verhaltenstherapie jedoch eine Reihe konkreter *praktischer Tools* beinhaltet, ist sie für die Begleitung von Studierenden mit leichteren Formen von Prüfungsangst sehr nützlich, ohne eine tatsächliche psychologische Behandlung durchführen zu müssen. Bei starker Prüfungsangst empfehlen wir den Betroffenen, sich in psychologische Behandlung zu begeben.

Der kognitive Diamant

Nach der kognitiven Theorie gibt es Zusammenhänge zwischen unseren Gedanken, Gefühlen, körperlichen Symptomen und Handlungen. Was wir denken, beeinflusst das, was wir fühlen, tun und in unserem Körper wahrnehmen – und umgekehrt. Denkt zum Beispiel eine Jugendliche, eine Prüfung nie bestehen zu können, so führt dies zu Auswirkungen auf ihre Gefühle (sie kann Angst bekommen, niedergeschlagen sein, sich hoffnungslos fühlen usw.), ihren Körper (sie könnte körperliche Symptome wie Herzklopfen, Schwindel, Übelkeit usw. bekommen) und ihr Verhalten (vielleicht bereitet sie sich übermäßig vor, meldet sich krank oder bricht die Prüfung vorzeitig ab usw.). Auf dem Weg zur Prüfung tauchen möglicherweise viele körperliche Symptome der Angst auf, die sich dann auf ihr Verhalten auswirken (vielleicht versucht sie, die Symptome vor den Lehrkräften oder den Prüfenden zu verbergen oder sie spricht schneller usw.), auf ihre Gefühle (sie kann ein Gefühl von Angst, Panik usw. verspüren) und auf ihre Gedanken (sie befürchtet vielleicht, ins Stocken zu geraten oder denkt, ihre Nervosität wird als ein Zeichen der Schwäche gesehen usw.).

Das Diamantmodell veranschaulicht, wie sich alle vier Elemente gegenseitig beeinflussen können.

ABBILDUNG 1 DER KOGNITIVE DIAMANT

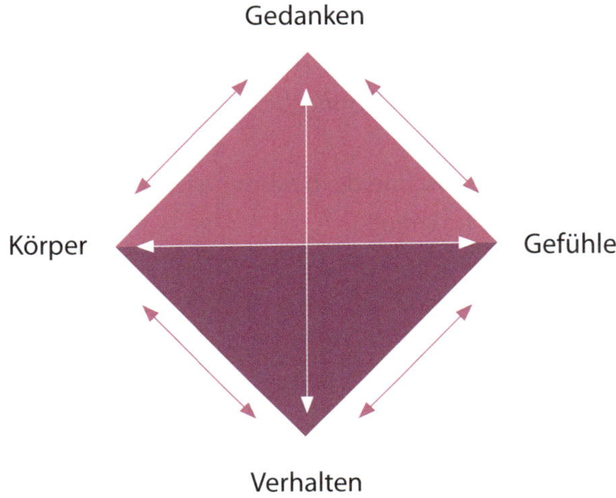

In den folgenden Abschnitten finden Sie Beispiele für Gedanken, Gefühle, körperliche Symptome und Verhaltensweisen im Zusammenhang mit Prüfungsangst. Natürlich kann auch anderes als in den folgenden Beispielen auftreten.

Gedanken

In Bezug auf Prüfungen haben die meisten Menschen, die von Prüfungsangst betroffen sind, negative oder Katastrophengedanken, die häufig einseitig, schwarz-weiß und kategorisch sind.

Beispiele:

- Ich kann mich an *nichts von dem erinnern*, was ich gelernt habe.
- Ich bin *nicht gut genug*, um das zu bestehen.
- *Alle anderen* sind besser als ich.
- Ich habe *sicher* ein Blackout während der Prüfung.
- Prüfer sind *nur darauf aus*, alle meine Schwachstellen zu finden.
- Ich werde *mit Sicherheit* scheitern.

- Wenn ich durchfalle, muss ich *zweifellos* die Schule/das Studium abbrechen.
- Ich bin sicher, *alle anderen* erzielen die Bestnote.
- Meine Eltern werden *bestimmt enttäuscht* sein, wenn ich nicht die Note 10 oder 12 nach Hause bringe.
- Ich kann *gar nichts.*
- Wenn ich nicht gut abschneide, bekomme ich *nie* einen Ausbildungsplatz oder meinen Traumjob.
- Es ist mir *extrem* peinlich, so nervös zu sein.
- Ich bin *nicht* robust *genug*, um mit Angst fertig zu werden.

Gefühle

- Angst
- Nervosität
- Stress
- Reizbarkeit
- Wut
- Frustration
- Hoffnungslosigkeit
- Panik
- Niedergeschlagenheit
- Apathie und Lustlosigkeit

Körperliche Symptome

- Herzrasen
- Schwitzen
- Zittern
- Trockener Mund
- Atembeschwerden
- Kopfschmerzen
- Schmerzen oder Druck im Brustbereich
- Übelkeit oder Magenverstimmung
- Schwindel
- Müdigkeit und Energiemangel

Verhalten

Das Erleben von ähnlichen Gedanken, Gefühlen und körperlichen Symptomen wie in den obigen Beispielen führt oft zu dem ganz natürlichen Versuch, das Unbehagen zu lindern. Leider liegt es in der Natur der Prüfungsangst, dass dieses Verhalten oft dazu beiträgt, die Angst aufrechtzuerhalten oder noch zu verstärken. Darüber hinaus kann das Verhalten auch unzweckmäßig sein, denn es kann zu einem schlechteren Prüfungsergebnis führen. Diese Form von Verhalten nennen wir negative Handlungsstrategien.

Beispiele für negative Handlungsstrategien von Studierenden VOR einer Prüfung:

- Lernen ohne Pause
- Vermeiden, einen freien Vortrag oder Präsentationen zu üben
- Die ganze Nacht vor der Prüfung dem Lernen und Vorbereiten widmen
- Unregelmäßige Einnahme von Mahlzeiten
- Nicht an sozialen oder Freizeitaktivitäten teilnehmen
- Sich übermäßig vorbereiten
- Sich durch Aktivitäten ablenken

Beispiele für negative Handlungsstrategien WÄHREND einer Prüfung:

- Sich krankmelden oder die Prüfung auf andere Weise vermeiden
- Energie darauf verwenden, die eigene Nervosität zu verbergen
- Ins Stocken geraten, weil man auf die Frage nicht antworten kann
- Bei einem Blackout Panik bekommen
- Schnell sprechen, ohne sich Zeit zum Nachdenken zu nehmen
- Sehr leise sprechen
- Sich die Zeit nicht zweckmäßig einteilen
- Prüfungsfragen nicht gründlich genug durchlesen
- Darauf achten, wann die anderen zu einer schriftlichen Prüfung antreten, um nicht zu den Letzten zu gehören
- Versuchen zu schummeln

Beispiele für negative Handlungsstrategien NACH einer Prüfung:

- Nach der Prüfung mit anderen reden, in der Hoffnung, die gleichen Antworten gegeben zu haben
- Sich nicht trauen, die Note einer schriftlichen Prüfung nachzusehen
- Gegenüber Eltern oder Freunden über die Noten lügen, aus Angst vor deren Reaktion
- Keine Pause machen, sondern direkt nach Hause gehen und sich auf die nächste Prüfung vorbereiten

Wie wird der kognitive Diamant eingesetzt?

Wenn Sie selbst unter Prüfungsangst leiden, sollten Sie den kognitiven Diamanten ausfüllen, um einen Überblick darüber zu erhalten, wie Ihre eigenen Gedanken, Gefühle, körperlichen Symptome und Verhaltensweisen zusammenspielen. Sie können ein Arbeitsblatt wie in Abbildung 2 verwenden. Am einfachsten ist es, von einer konkreten Situation auszugehen, in der Sie quälende Prüfungsangst erlebt haben. Das kann entweder vor, während oder nach einer Prüfung gewesen sein. Sobald Sie eine Situation ausgewählt haben, können Sie erforschen, welche Gedanken, Gefühle, Verhaltensweisen und körperlichen Symptome Sie in dieser Situation hatten und wie diese zusammenwirkten.

Fachleute können anbieten, diesen Prozess zu unterstützen und Studierenden zu helfen: Stellen Sie Fragen nach dem, was der oder die Betroffene in dieser Situation erlebt, gedacht, gefühlt und getan hat.

ABBILDUNG 2 ÜBERSICHT ÜBER MEINE PRÜFUNGSANGST

Situation: ______________________________

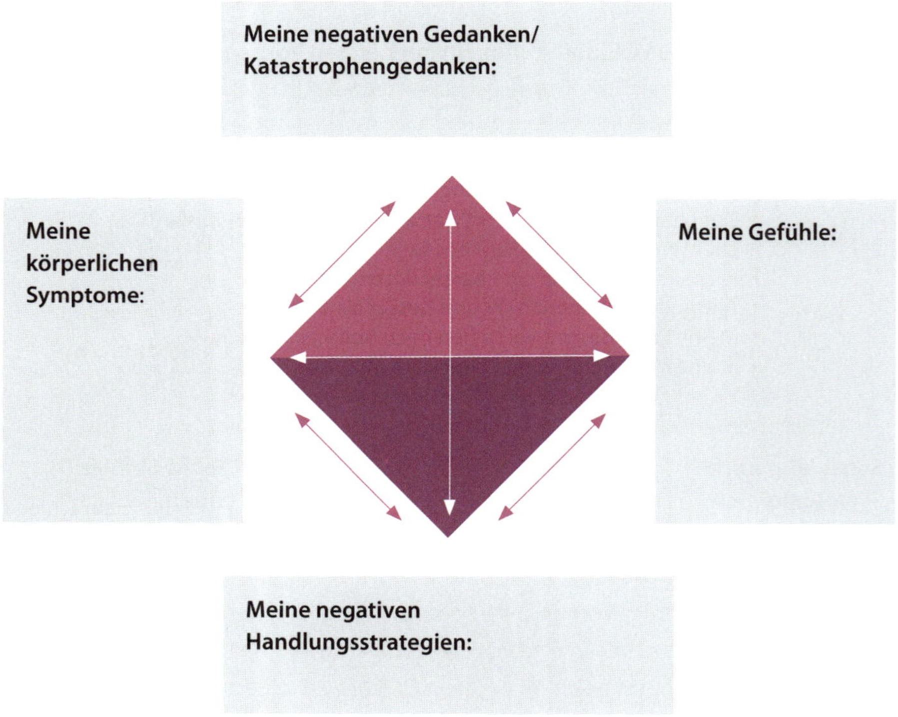

Meine negativen Gedanken/ Katastrophengedanken:

Meine körperlichen Symptome:

Meine Gefühle:

Meine negativen Handlungsstrategien:

Es kann schwierig sein, zwischen Gefühlen, Gedanken, körperlichen Symptomen und Handlungen zu unterscheiden, und es kann auch schwer sein, sie in Worte zu fassen. Deshalb ist es eine gute Idee, sich vor dem Ausfüllen des Arbeitsblattes die Beispiele von Gedanken, Gefühlen, körperlichen Symptomen und Handlungen anzusehen, die bei Prüfungsangst häufig vorkommen und auf den vorhergehenden Seiten aufgelistet sind. So wird es leichter, das eigene Erleben zu beschreiben und zu formulieren. Anregungen zum Ausfüllen finden sich auch in den folgenden Beispielen.

Beispiele zum Ausfüllen des kognitiven Diamanten

Hier drei Beispiele zum Ausfüllen des kognitiven Diamanten anhand von Sofie, Trine und Nanna aus den Fällen im Abschnitt *Wie sieht Prüfungsangst aus?*

Situation: Sofie VOR der Prüfung in ihrer ersten Vorbereitungsphase

Sofies negative Gedanken/ Katastrophengedanken:

- Ich sage während der Prüfung bestimmt etwas Dummes.
- Der Lehrer und die Prüferin werden mich garantiert auslachen, wenn ich etwas Falsches sage.
- Ich sollte mich mehr und besser vorbereiten.
- Alle anderen lernen mehr und besser als ich.
- Meine Freundinnen verstehen mich überhaupt nicht.
- Meine Mutter übt immer Druck auf mich aus.

Sofies körperliche Symptome:

- Mir ist schwindlig.
- Ich habe Herzrasen.

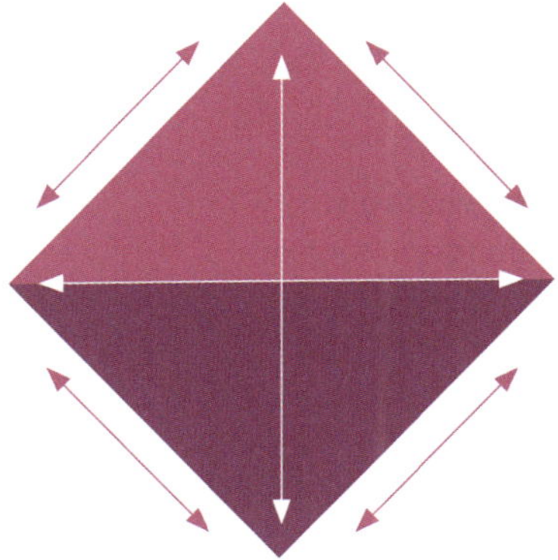

Sofies Gefühle:

- Ich habe ein schlechtes Gewissen, weil ich mich nicht lange und gut genug vorbereite.
- Ich werde wütend auf meine Mutter, wenn sie mich fragt, wie es mit der Vorbereitung läuft.
- Ich habe Angst, mich bei der Prüfung zu blamieren.

Sofies negative Handlungsstrategien:

- Ich vermeide alles, was mit der Prüfung zu tun hat, und bereite mich deswegen nicht vor.
- Ich isoliere mich und teile meine Erfahrungen nicht mit anderen.

Situation: Trine VOR der Prüfung in Zusammenhang mit der Wiederaufnahme des Studiums

Trines negative Gedanken/ Katastrophengedanken:

- Die Mädchen aus der Studiengruppe sind viel klüger als ich.
- Ich bin dumm.
- Wenn ich um Hilfe bitte, werden die anderen mich nicht mehr in der Gruppe haben wollen.
- Ich werde sicher wieder scheitern.

Trines körperliche Symptome:

- Ich habe Magenschmerzen.

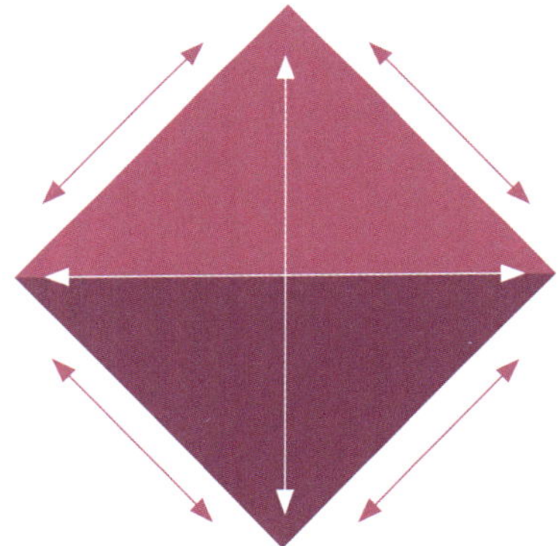

Trines Gefühle:

- Ich habe Angst, wieder zu scheitern.
- Ich fühle Hoffnungslosigkeit.
- Ich bin traurig, weil ich vielleicht meine Traumausbildung und damit auch meinen Traumjob nicht bekomme.

Trines negative Handlungsstrategien:

- Ich belüge meine Studiengruppe darüber, wie es mir geht.
- Ich bitte nicht um Hilfe, wenn ich sie brauche.

Situation: Nanna WÄHREND einer mündlichen Prüfung

Nannas negative Gedanken/ Katastrophengedanken:

- Es ist peinlich, dass ich es nicht schaffe, als Erwachsene zu einer Prüfung zu gehen.
- Es ist peinlich, sich vor Lehrenden und Prüfenden schlecht zu fühlen.

Nannas körperliche Symptome:

- Mein Herz schlägt schnell und heftig.
- Ich fühle mich einer Ohnmacht nahe.
- Mir wird schwindlig.
- Mir ist übel.

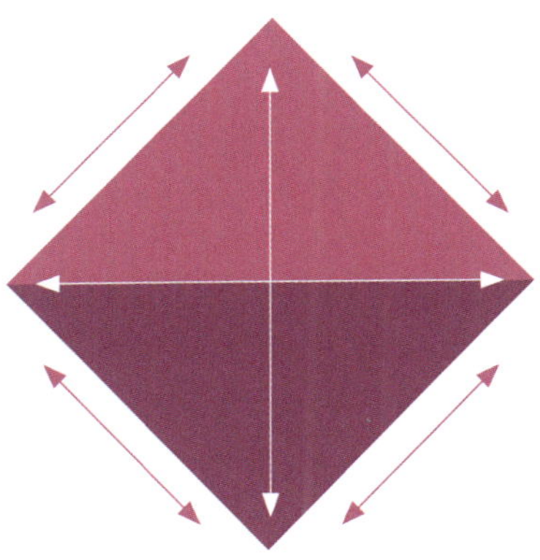

Nannas Gefühle:

- Ich fürchte mich davor, Angst zu empfinden.
- Ich schäme mich.

Nannas negative Handlungsstrategien:

- Ich konzentriere mich sehr darauf, ob ich mich wieder schlecht fühlen werde.
- Ich forsche ständig in meinem Körper nach, ob ich Anzeichen von Angst bemerke.
- Ich spreche die ganze Zeit über Prüfungen und suche Bestätigung bei meinen Nächsten.

> Die Arbeit mit dem kognitiven Diamanten gibt einen besseren Einblick in die eigenen Denk- und Handlungsmuster.

Überblick: Wie sieht Ihre Prüfungsangst aus?

Haben Sie das Arbeitsblatt in Abbildung 2 ausgefüllt, ist der erste Schritt zur Bewältigung Ihrer Prüfungsangst getan. So erhalten Sie einen guten Überblick darüber, wann und wie Prüfungsangst zur Herausforderung wird.

Die eigenen Denk- und Handlungsmuster verstehen

Die Arbeit mit dem kognitiven Diamanten gibt einen besseren Einblick in die eigenen Denk- und Handlungsmuster. Die Einsicht in die Muster, die Prüfungsangst auslösen und aufrechterhalten, kann sehr hilfreich sein, aber sie allein reicht oft nicht aus, um die Angst zu beseitigen. In den folgenden Abschnitten werden konkrete Methoden beschrieben, mit deren Hilfe Sie Ihre Muster ändern können. Sie sind in kognitive, körperliche und verhaltensorientierte Methoden unterteilt. Es gibt keinen Abschnitt über emotionale Methoden, da es schwierig ist, Emotionen direkt zu regulieren, jedoch werden durch die Arbeit mit Ihren Gedanken, Verhaltensweisen und körperlichen Symptomen auch Ihre Emotionen reguliert.

KOGNITIVE METHODEN – MIT DEN EIGENEN GEDANKEN ARBEITEN

Kognitive Umstrukturierung

Wie wir bereits gesehen haben, haben Studierende mit Prüfungsangst negative Gedanken oder geradezu Katastrophengedanken über das Ablegen von Prüfungen. Dabei kann es sich um negative Gedanken über die eigenen Fähigkeiten handeln (sowohl fachliche als auch mentale Fähigkeiten, eine schwierige Situation zu meistern), über die Erwartungen anderer (zum Beispiel der Eltern, der Lehrerin oder des Lehrers), über die Prüfungssituation selbst, über das Prüfungsergebnis, über die Folgen einer schlechten Note usw. Ist der Hauptgedanke: *Ich freue mich auf die Prüfungen, das wird schon klappen,* so ist man nicht von Prüfungsangst geplagt.

Gedankenmuster sind allgegenwärtig und deshalb hilft es nicht, wenn andere sagen, man solle einfach aufhören so zu denken oder an etwas anderes denken. Stattdessen geht es in erster Linie darum zu trainieren, sich neugierig und forschend den eigenen Gedanken zu nähern und sich kritisch mit ihnen auseinanderzusetzen. Entsteht die Einsicht, die eigenen Gedanken sind weder hilfreich noch realistisch, kann als nächstes geübt werden, die Gedanken zu hinterfragen und schließlich alternative Gedanken als Gegengewicht zu den übertriebenen, negativen Gedanken zu formulieren.

Es gibt drei Schritte, um die eigenen Gedanken umzustrukturieren:

1. Werden Sie sich Ihrer eigenen Gedanken bewusst.
   Zum Beispiel: *Ich falle in Deutsch garantiert durch, und das wäre schrecklich.*
2. Hinterfragen Sie Ihr übertriebenes, negatives Denken und Ihre Tendenz, das Risiko katastrophaler Folgen zu überschätzen.

Zum Beispiel: *Obwohl ich Deutsch nicht so mag, bedeutet das gleichzeitig, dass ich durchfalle? Und selbst wenn ich durchfalle, könnte ich etwas daraus lernen?*

3. Versuchen Sie, differenziertere und realistischere Gedanken zu finden, die Ihr Selbstvertrauen unterstützen, mit der Situation umgehen zu können.

   Zum Beispiel: *Ich kann ein paar Sätze sagen, wenn wir in der Schule Deutsch haben. Ich habe zwar Schwierigkeiten, auf Deutsch zu improvisieren, aber ich kann mich zu Hause gut vorbereiten, damit ich zur Prüfung etwas sagen kann. Daher ist es unwahrscheinlich, dass ich scheitere. Und selbst wenn, würde ich daraus lernen und mich anders und besser auf die Wiederholungsprüfung vorbereiten. Das wäre unangenehm, aber ich würde es durchstehen.*

Fachleute können die Übung zusammen mit den Betroffenen durchführen. Sie können Studierende auch bitten, die Übung selbst oder mit Freund*innen zu machen.

Die Alternative zu negativem Denken darf nicht mit positivem Denken gleichgestellt werden. Die Alternative ist stattdessen realistisches Denken. Besteht ein reales Risiko durchzufallen, hilft es nicht, sich einzureden, dass man wahrscheinlich nicht scheitern wird. In einem solchen Fall könnte ein alternativer Gedanke beispielsweise sein: *Ich brauche die Deutschnote nicht in meinem weiteren Leben. Also selbst wenn es unangenehm wäre durchzufallen, wird es weitergehen.*

Alternatives Denken

Für einige Betroffene kann es hilfreich sein, Beispiele für alternatives Denken zu sehen. Abbildung 3 zeigt eine Reihe von Beispielen für kognitive Umstrukturierungen, bei denen übertriebene, negative Gedanken zu realistischen und stützenden Gedanken umformuliert werden. Möglicherweise erkennen Sie einige der Gedanken wieder, andere sind Ihnen vielleicht unbekannt. Die Tabelle erhebt keinen Anspruch auf Vollständigkeit, sondern ist lediglich ein Beispiel dafür, wie alternatives Denken aussehen könnten.

„Versuchen Sie, differenziertere und realistischere Gedanken zu finden, die Ihr Selbstvertrauen unterstützen, mit der Situation umgehen zu können.

ABBILDUNG 3 BEISPIELE FÜR ALTERNATIVES DENKEN

Negatives Denken/ Katastrophendenken	Alternatives/Konstruktives Denken
Ich werde ganz sicher versagen, und das wäre schrecklich.	• Ich habe den Gedanken durchzufallen. Das ist nur ein Gedanke und nicht die Wirklichkeit. • Wenn ich scheitere, kann ich aus dieser Erfahrung lernen und mit den unangenehmen Gefühlen, die damit verbunden sind, umgehen. • Falls ich durchfalle, kann ich zur Wiederholungsprüfung gehen.
Ich werde ein Blackout haben und nichts sagen oder machen können.	• Ich habe angstreduzierende Techniken gelernt, die ich anwenden kann, falls ich ein Blackout habe. • Es ist ganz normal zu fühlen, dass man ein Blackout hat. Das haben sowohl Lehrkräfte als auch Prüfende vorher schon oft erlebt.
Der Lehrer und die Prüferin nehmen mich auseinander.	• Lehrende und Prüfende sind dazu da, meine Fähigkeiten zu beurteilen. Sie wollen mir nichts Böses. • Mein Lehrer ist daran interessiert, dass wir gut abschneiden.
Ich antworte definitiv falsch.	• Man kann nicht alles richtig beantworten, und das ist in Ordnung.
Ich schneide bei Prüfungen immer schlecht ab.	• Ich habe mir einen Plan zurechtgelegt, der mir hilft, mein Bestes zu geben.
Meine Eltern sind enttäuscht, wenn ich eine schlechte Note bekomme.	• Die meisten Eltern unterstützen ihre Kinder, egal was passiert. • Es ist mein Leben. Wenn meine Eltern enttäuscht sind, ist das ihr Problem.

Alle können sehen, wie nervös ich bin.	• Es ist normal, vor einer Prüfung nervös zu sein. • Nervosität ist für andere nicht so deutlich zu sehen, wie man selbst meint. • Es ist in Ordnung, nervös zu sein.
Alle anderen sind besser als ich.	• Alle haben ihre Stärken und Schwächen. • Ich bin nicht so gut in den schulischen Fächern, aber dafür habe ich andere Talente.
Wenn ich schlecht abschneide, denken alle, ich bin dumm.	• Man ist nicht dumm, weil man schlecht abschneidet. • Ich würde meinen Freund oder eine Freundin nicht für dumm halten, wenn er oder sie versagt.
Ich werde so nervös, dass ich die Prüfung nicht ablegen kann.	• Falls ich Angst bekomme, habe ich Techniken gelernt, die mir helfen durchzuhalten. • Ich kann eine Prüfung bestehen, auch wenn ich während der Prüfung Angstzustände haben sollte.

Was würden Sie einem Freund sagen?

Es ist schwierig, die eigenen negativen Gedanken infrage zu stellen, weil sie so dominierend sind und ganz von allein entstehen. Denkt jemand nur an die eigene Situation, kann es besonders schwerfallen, alternative Gedanken zu finden. In so einem Fall ist eine einfache – aber gute – Methode, sich zu fragen: Würde ich das, was ich selbst denke, auch zu einem guten Freund sagen? Würden Sie einem guten Freund, der gerade auf dem Weg zu einer Prüfung ist, beispielsweise das Folgende sagen?

- „Du fällst bestimmt durch!"
- „Deine Eltern werden enttäuscht sein, wenn du keine guten Noten bekommst."
- „Aus dir wird nie etwas, wenn du das hier schlecht machst."

Nein, oder? Was würden Sie Ihrem Freund, Ihrer Freundin sagen? Es ist oft viel einfacher, hilfreiche und realistische Gedanken zu entwickeln, wenn man sich vorstellt, zu jemand anderem zu sprechen.

Beispiel Troels

Troels aus unserem Beispiel in Teil I hat Angst davor, bei der nächsten mündlichen Prüfung wieder ein Blackout zu haben. Er hat besonders Angst davor, dass Lehrende und Prüfende auf ihn herabsehen, ihn schwach einschätzen und über ihn lachen, wenn er den Prüfungsraum bereits verlassen hat. Troels' Denkmuster sind alles überschattend. Damit fällt es ihm schwer, auf andere Gedanken zukommen. Sein Studienberater fragt Troels deshalb, was er zu seinem Freund sagen würde, wenn dieser solche Gedanken hätte. Wenn Troels an seinen Freund denkt, kann er sich nicht vorzustellen, Prüfende könnten seinen Freund für schwach halten, nur weil er während der Prüfung ins Stocken gerät. Er kann sich auch nicht vorstellen, dass Prüfende über seinen Freund lachen würden. Auch dann nicht, wenn dieser ein Blackout haben sollte. Troels erkennt, beim letzten Mal eine unglückliche Prüfungssituation gehabt zu haben, die beim nächsten Mal aber nicht wieder so sein muss. Das rückt seine Befürchtungen in eine andere Perspektive und dadurch fällt es ihm leichter, alternative Gedanken für die bevorstehende Prüfung zu entwickeln.

Beispiel Kasper

Kasper hat Angst, seine Eltern zu enttäuschen, wenn er eine schlechte Note bekommt. Er fürchtet auch, sie könnten wütend werden. Daher will er seinen Eltern zeigen, wie gut alles läuft. Dadurch fühlt er sich aber sehr unter Druck. Kasper ist die hohen Erwartungen, die seine Eltern an ihn stellen, gewohnt, und das macht es ihm schwer, auf alternative Gedanken zu kommen. Als sein Dänischlehrer ihn fragt, was Kasper zu einem Freund sagen würde, wenn dieser solche Gedanken mit ihm teilen würde, fällt es Kasper etwas leichter, auf andere Gedanken zu kommen.

Kasper denkt an seinen Freund Jonas, der ebenfalls gut in der Schule ist. Kasper kann sich Jonas' Eltern nur schwer wütend vorstellen, wenn

Jonas mit einer schlechten Note nach Hause käme. Kasper glaubt, dass viele Eltern hohe Erwartungen an ihre Kinder stellen – vor allem, wenn diese gut in der Schule sind. Schlechte Noten bedeuten aber nicht automatisch wütende Eltern – das wird ihm jetzt klar. Wahrscheinlich geht es den meisten Eltern darum, ihre Kinder glücklich zu sehen, und so denken Kaspers Eltern sicher auch.

Ein längerer Prozess

Die eigenen Denkmuster zu verändern, braucht Zeit – es ist wichtig, das zu wissen. Sie könnten sich wie ein Versager fühlen, wenn Sie Ihre Gedanken nicht sofort umstrukturieren können. Es ist nicht so einfach, seine Denkmuster zu ändern. Häufig ist es am sichersten und einfachsten, zu den alten Gedankenmustern zurückzukehren, solange, bis wir ausreichend trainiert haben anders zu denken und neue Erfahrungen gemacht haben, die die neue Art zu Denken unterstützen. Es ist ja auch bequemer, in alten, ausgetretenen Schuhen weiterzugehen, anstatt neue Schuhe einzugehen. Aber auf lange Sicht fühlen sich die neuen Schuhe besser an, so wie sich konstruktive, realistische Gedanken besser anfühlen als vertraute, aber negative Gedanken.

Selbst wenn man alternative Gedanken entwickelt hat, werden immer wieder negative Gedanken auftauchen – das ist ganz normal. Es ist nichts Schlimmes daran, negative Gedanken zu haben. Im Gegenteil. Sie können Ihre Prüfungsangst verringern, auch wenn hin und wieder negative Gedanken auftauchen. Das neue, alternative Denken kann Ihnen helfen, sich nicht von negativen Gedanken leiten zu lassen, wenn diese sich gelegentlich wieder bemerkbar machen.

„Kasper hat Angst, seine Eltern zu enttäuschen, wenn er eine schlechte Note bekommt. Er fürchtet auch, sie könnten wütend werden.

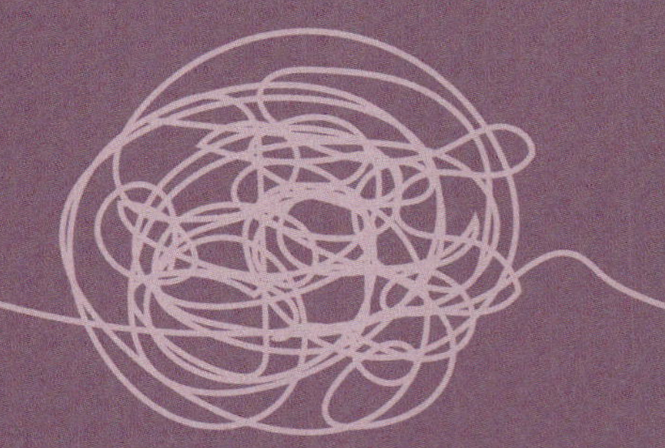

Erinnerungskärtchen

Für manche kann es eine große Hilfe sein, sich eine Erinnerung mit den neuen, alternativen Gedanken zu schreiben. Diese Gedankenstütze kann auf ein Blatt Papier geschrieben oder auch eine Notiz am Handy sein (dieses darf allerdings nicht mit in den Vorbereitungsraum genommen werden). Die Erinnerung könnte zum Beispiel lauten:

- Es ist normal, nervös zu sein.
- Ich werde im Leben zurechtkommen, auch wenn ich diese Prüfung nicht bestehe.

Es ist jedoch wichtig, dass die Erinnerung nicht zu einer neuen Verhaltensweise führt, die die Angst verstärkt – zum Beispiel indem man sich einredet, die Prüfung ohne dieses Kärtchen nicht schaffen zu können oder ohne dessen Inhalt vorher einige Male zu wiederholen.

Überblick: Was sind Ihre alternativen Gedanken?

Sie können Ihre eigenen negativen Katastrophengedanken notieren und danach Ihre neuen, alternativen Gedanken daneben in eine Tabelle wie in Abbildung 4 schreiben.

ABBILDUNG 4 ÜBERBLICK ÜBER MEIN ALTERNATIVES DENKEN

Negatives Denken/ Katastrophendenken	**Alternatives/Konstruktives Denken**

KÖRPERLICHE METHODEN – MIT DEM EIGENEN KÖRPER ARBEITEN

Den Körper zur Ruhe bringen

Angstzustände sind ein gutes Beispiel dafür, dass unser Geist und unser Körper nicht zwei getrennte Elemente sind. Wenn wir ängstliche Gedanken haben, kann dies zu unangenehmen physischen Reaktionen führen, und umgekehrt können körperliche Reaktionen schwere ängstliche Gedanken hervorrufen. Der Körper spielt also eine große Rolle bei Angstzuständen. Es ist daher sehr hilfreich Methoden zu kennen, wie man mit dem eigenen Körper arbeiten kann, um eine beruhigende Wirkung zu erzielen.

Atemübung

Sind wir ängstlich, verändert sich oft unsere Atmung. Manche hyperventilieren bei Angst, während andere dazu neigen, den Atem anzuhalten. Beides kann sehr unangenehm sein und dem Gehirn die Botschaft übermitteln, dass Gefahr im Verzug ist – das wiederum verstärkt die Angst. Deshalb ist es eine gute Idee, einige Atemübungen zu trainieren.

Ein Beispiel für eine Atemübung ist die 4-2-4-Methode. Hier atmen Sie tief in den Bauch, während Sie bis vier zählen. Dann halten Sie den Atem zwei Sekunden lang an, bevor Sie langsam ausatmen und wieder bis vier zählen. Wenn Sie Schwierigkeiten haben zu beurteilen, ob Sie tief genug atmen, können Sie eine Hand auf Ihren Bauch legen und beobachten, ob er sich beim Atmen hebt.

Es gibt keine feste Regel dafür, wie oft die Übung zu wiederholen ist, aber viele werden ein größeres Gefühl der Ruhe verspüren, wenn sie langsam die Kontrolle über ihre Atmung gewinnen.

Atemübungen können im Vorfeld zu Hause trainiert und vor oder während einer Prüfung eingesetzt werden.

Entspannungsübung

Bei Angst oder Stress wird häufig der ganze Körper angespannt. Dies kann das Gefühl der Angst verstärken, da Anspannung mit nahender Gefahr assoziiert wird. Darüber hinaus kann eine längere Anspannung Energie rauben und damit möglicherweise die Leistungsfähigkeit beeinträchtigen.

Daher können Sie von einer einfachen Entspannungsübung profitieren, wenn Sie unter Angstzuständen leiden. Bei dieser Übung werden abwechselnd verschiedene Körperteile angespannt. Das erleichtert es, sich anschließend vollständig zu entspannen. Ein Beispiel könnte sein:

Kreuzen Sie die Arme über der Brust, sodass die Ellbogen nach unten zeigen. Falten Sie gleichzeitig Ihre Hände. Nun Brust, Arme und Hände so weit als möglich anspannen. Halten Sie die Spannung 20 Sekunden lang und entspannen Sie danach 20 Sekunden lang. Anschließend können Sie die Übung an folgenden anderen Körperstellen durchführen: Bauch und Zwerchfell; Beine und Füße; Hals und Gesicht.

Sie können diese Entspannungsübung jederzeit einsetzen. Bei Problemen mit dem Einschlafen machen Sie diese Übung vor dem Schlafengehen. Auch kurz vor einer Prüfung kann sie hilfreich sein.

Konzentrationsübungen

Viele Menschen mit Prüfungsangst befürchten, in einer Prüfungssituation plötzlich ins Stocken zu geraten und gar nicht mehr denken zu können – bis hin zu einem Blackout. Einige haben das erlebt und befürchten, es könnte wieder passieren. Bei anderen ist es ein Szenario ihres Katastrophendenkens. Das berühmte Blackout kann kurz andauern, wenn die Angst wirklich stark ist, aber es verschwindet schnell wieder, sobald man sich beruhigt. Paradoxerweise wird die Wahrscheinlichkeit größer, dass es zu einem Blackout kommt, je größer die Furcht davor ist, weil diese die Angst verstärkt.

Wird die Angst während einer Prüfung sehr groß, können Sie den Prüfer oder die Prüferin um eine kurze Pause bitten und haben dann die Möglichkeit, eine der folgenden Konzentrationsübungen durchzuführen. Sich auf anderes zu konzentrieren hilft dabei, den Fokus von der

Angst wegzulenken, um diese nicht noch zu verstärken. Durch die Konzentration auf bestimmte Dinge sinkt das Angstniveau häufig.

Beispiele für Konzentrationsübungen:

- Subtrahieren von 7, beginnend bei 100 (100 – 7 = 93, 93 – 7 = 86, 86 – 7 = 79 usw.)
- Die Aufmerksamkeit nur auf blaue, weiße oder grüne Gegenstände im Prüfungsraum richten
- An Tiernamen denken, die mit A, B, C usw. beginnen
- Die Aufmerksamkeit auf die Geräusche im Raum lenken
- Sich auf den Kontakt des Körpers mit dem Stuhl oder der Füße mit dem Boden konzentrieren

Sind Sie mithilfe der Konzentrationsübungen wieder zur Ruhe gekommen, kann die Prüfung fortgesetzt werden.

Es ist von Vorteil, die Atem-, Entspannungs- und Konzentrationsübungen vor der eigentlichen Prüfungssituation zu trainieren. Von Prüfungsangst Betroffene können gut zu Hause für sich selbst üben. Fachleute können die Übungen in Kurse zum Thema Prüfungsangst integrieren oder mit den Studierenden einzeln trainieren, sodass diese mit den Übungen vertraut werden.

Gesunde Gewohnheiten

Für Studierende mit Prüfungsangst mag es banal erscheinen, den Fokus darauf zu richten, ihrem Körper die besten Bedingungen zu bieten, obwohl dies allein die Angst noch nicht besiegen kann. Aber wir sind von unserem Körper abhängig, wenn wir Prüfungen zu absolvieren haben, und sollten ihn deshalb gut versorgen. Das gilt für alle, egal ob mit oder ohne Prüfungsangst. Daher kann es von Vorteil sein, sich auf Folgendes zu konzentrieren:

- In den Tagen vor der Prüfung regelmäßig essen
- Vor der Prüfung etwas essen, auch wenn man keinen Appetit hat

- Nährstoffreiche Snacks und Wasser mit zur Prüfung nehmen und auf zu viel Zucker und Koffein verzichten
- Vor der Prüfung regelmäßig schlafen
- Versuchen, vor der Prüfung gut zu schlafen
- In den Tagen vor der Prüfung und vielleicht auch am Prüfungstag vor Prüfungsbeginn Sport betreiben

Es ist jedoch keine Katastrophe, am Prüfungstag beispielsweise nur eine Banane zum Frühstück zu essen, weil einem übel ist. Ebenso ist es nicht schlimm, in der Nacht vor einer Prüfung schlecht zu schlafen. Vielen Menschen fällt es schwer einzuschlafen, wenn am nächsten Tag etwas Wichtiges zu erledigen oder geplant ist. Sie befürchten vielleicht schlechtere Leistungen zu erbringen, wenn sie müde sind. Und das macht es noch schwieriger einzuschlafen. Ja, Schlaf ist gut und wichtig. Aber solange die Motivation für die Aufgabe da ist, hat Schlaf weniger Einfluss auf die Leistung. Deswegen hat es auch keine große Auswirkung, in der Prüfungszeit mehrere Nächte schlecht zu schlafen. Ungesund ist es allerdings, wenn schlechter Schlaf über einen längeren Zeitraum anhält. Sollte dies der Fall sein, ist es ratsam, Unterstützung von einem Arzt, einer Ärztin oder einer*m Psycholog*in zu suchen.

Sie sollten während der Prüfungszeit nicht plötzlich Ihre gesamten Ernährungs- und Bewegungsgewohnheiten umstellen. Es besteht also kein Grund zur Panik, wenn nicht alle genannten Empfehlungen eingehalten werden können. Aber es ist wichtig, während einer Prüfungszeit ganz bewusst auf die eigenen Gewohnheiten zu achten. Hören Sie zum Beispiel plötzlich auf, Sport zu treiben, obwohl Sie normalerweise sehr aktiv sind? Nehmen Sie viel mehr Zucker und Koffein zu sich als sonst? Lassen Sie Mahlzeiten aus oder vergessen ganz zu essen, weil Sie zu sehr mit Lernen und Vorbereitungen beschäftigt sind?

Überblick: Was funktioniert für Sie?

Notieren Sie in einer Tabelle wie in Abbildung 5, welche körperlichen Methoden für Sie gut funktionieren und worauf Sie besonders achten müssen.

ABBILDUNG 5 ÜBERBLICK ÜBER MEINE KÖRPERLICHEN METHODEN

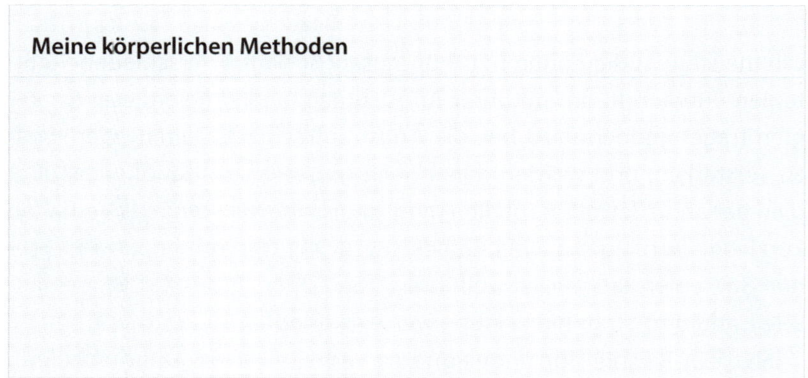

Meine körperlichen Methoden

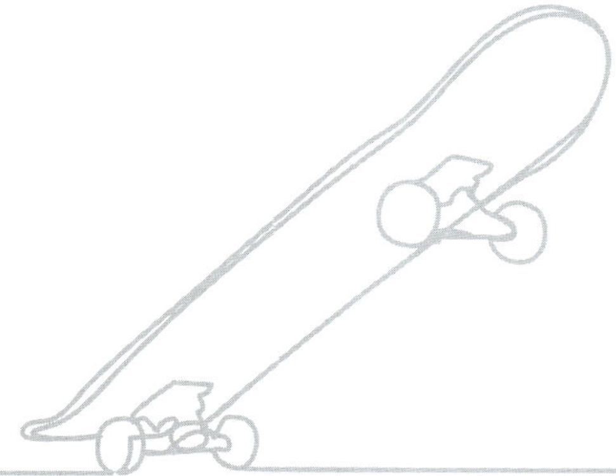

VERHALTENSORIENTIERTE METHODEN – MIT SEINEN HANDLUNGEN ARBEITEN

Geeignete Handlungsstrategien entwickeln

Die meisten Studierenden mit Prüfungsangst haben verschiedene Strategien entwickelt, um mit ihrer Angst umzugehen. Viele dieser Strategien tragen jedoch dazu bei, die Angst aufrechtzuerhalten oder sogar zu verstärken, und werden daher auch ungeeignete Handlungsstrategien genannt. Betroffene stellen möglicherweise fest, dass das Verhalten kurzfristig beruhigend wirkt. Daher ist es wichtig zu prüfen, ob die eigenen Strategien tatsächlich zielführend sind oder ob sie durch geeignetere Handlungsstrategien ersetzt werden können.

Hier ein Beispiel für ungeeignetes Verhalten: Eine junge Schülerin lernt die meiste Zeit, die sie wach ist. Unmittelbar gibt ihr das ein Gefühl der Sicherheit. Leider kann dieses Verhalten aber die Angst aufrechterhalten (die Schülerin denkt, sie kann die Prüfung nur durch ständiges Lernen bestehen), die Angst verstärken (wird die Schülerin von den Vorbereitungen abgehalten, bekommt sie noch mehr Angst vor der Prüfung) oder sogar ihre Leistung während der Prüfung schwächen (sie kann sich an kaum etwas von dem Gelernten erinnern, weil sie während der Vorbereitungszeit keine Lernpausen gemacht hat).

Nachfolgend werden Beispiele für ungeeignete Handlungsstrategien von Gustav und Magnus genannt und wie diese in geeignete Strategien geändert werden können.

Magnus' aktuelle ungeeignete Handlungsstrategien	Magnus' künftige geeignete Handlungsstrategien
Ich bereite mich zu viel vor und lerne bis spät in die Nacht.	Ich werde mich täglich von 9 bis 16 Uhr vorbereiten und mir am Wochenende frei nehmen.
Ich lerne die ganze Zeit und mache nur kurze Pausen, um zu essen.	Ich lerne 45 Minuten und mache dann 15 Minuten Pause. Und ich mache eine Stunde Mittagspause.
Ich treffe mich nicht mit Freunden, weil ich mich auf die Prüfung vorbereiten muss.	Ich werde mich dreimal pro Woche mit Freunden treffen, weil ich mich sowieso nicht permanent auf die Prüfung vorbereiten kann. Es ist wichtig, neue Energie zu tanken.

Gustavs aktuelle ungeeignete Handlungsstrategien	Gustavs künftige geeignete Handlungsstrategien
Ich gebe falsche Informationen an die Mitglieder meiner Studiengruppe, in der Hoffnung, dass diese schlechter abschneiden als ich.	Ich nutze meine Studiengruppe und teile meine Bedenken darüber, ob ich in meinem Studium gut genug bin, um später den gewünschten Job zu bekommen.
Ich teile meine eigenen guten Ideen nicht mit meiner Studiengruppe.	Ich fange an, meine guten Ideen mit meiner Studiengruppe zu teilen. Das gibt mir ein gutes Feedback und das Gefühl, füreinander da zu sein.
Ich habe versucht, bei einer Prüfung zu schummeln.	Ich werde in Zukunft nicht mehr schummeln. Ich bin sicher, ohne Betrug auszukommen, und so fühle ich mich nicht schuldig.

> Ich fange an, meine guten Ideen mit meiner Studiengruppe zu teilen. Das gibt mir ein gutes Feedback und das Gefühl, füreinander da zu sein.

Wenn Sie Zweifel haben, was geeignetes Verhalten ist, finden Sie hier Anregungen für vor, während und nach der Prüfung. Bedenken Sie aber bitte, wie verschieden Menschen sind und dass es sehr individuell ist, was für jede und jeden „geeignet" bedeutet. Während einer schriftlichen Prüfung kann es zum Beispiel für manche wichtig sein, sofort etwas zu schreiben, um sich nicht gestresst zu fühlen. Andere warten mit dem Schreiben, bis sie sich darüber im Klaren sind, wie sie die Arbeit strukturieren wollen. Ähnliches gilt für Sport während einer Prüfungsphase. Einige brauchen Bewegung, um den Puls zu erhöhen, während andere sich mit ruhigen Yogaübungen am wohlsten fühlen. Es geht also nicht darum, eine vorgegebene Liste geeigneter Strategien sklavisch zu befolgen, sondern vielmehr darum, herauszufinden, was für einen selbst am besten funktioniert.

Während des gesamten Prüfungszeitraums

Sie können von den körperlichen Methoden in diesem Buch profitieren, egal ob Sie sich vor, während oder nach einer Prüfung von Ängsten überwältigt fühlen. Atem- oder Entspannungsübungen im Sitzen sind beispielsweise für eine schriftliche Prüfung eine gute Lösung. Kleine Konzentrationsübungen eignen sich dafür, die eigene Aufmerksamkeit von der Angst wegzulenken. Das ist auch bei einer mündlichen Prüfung möglich – teilen Sie dem oder der Prüfenden einfach mit, dass Sie sehr nervös sind und einen Moment brauchen.

Geeignete Handlungsstrategien VOR einer Prüfung

- Denken Sie daran, Pausen zu machen, und trennen Sie klar zwischen Lernen und Freizeit, damit Sie wieder Energie fürs Lernen tanken können. Das Gehirn kann sich nicht viele Tage hintereinander 16 Stunden am Tag konzentrieren. Sie können zum Beispiel von 9 bis 16 Uhr lernen und sich den Abend frei nehmen.

- 45 Minuten Lernen und 15 Minuten Pause. Das Gehirn braucht Pausen, um das Gelernte zu verarbeiten und sich darauf vorzubereiten, wieder neuen Stoff aufnehmen zu können. Gehen Sie in den kleinen Pausen spazieren oder bewegen Sie sich auf andere Art – das tut Ihrem Körper gut.
- Lernen Sie am besten zu Hause, in der Schule oder mit anderen? Machen Sie das, wovon Sie am meisten profitieren.
- Tun Sie sich Gutes während der Vorbereitungszeit. Bereiten Sie ein wohlschmeckendes Mittagessen zu, treiben Sie Sport oder was auch immer Sie mögen, wenn Sie eine Pause machen oder eine Auszeit vom Lernen nehmen.
- Isolieren Sie sich nicht gesellschaftlich. Treffen Sie Freund*innen und Familie in Ihrer Freizeit, in dem Maße, wie es für Sie passt.
- Teilen Sie Ihren Angehörigen und Freund*innen mit, wie sie Sie während der Prüfungszeit am besten unterstützen können.

Geeignete Handlungsstrategien WÄHREND einer schriftlichen Prüfung

- Vergleichen Sie nicht mit anderen, ob diese vielleicht mehr geschrieben haben als Sie selbst. Alle arbeiten anders. Manche schreiben am Anfang sehr viel, andere fangen später an.
- Beginnen Sie mit den Aufgaben, die für Sie am einfachsten zu lösen sind. Auf diese Weise haben Sie einen guten Start und ein Erfolgserlebnis.
- Denken Sie daran, bei einer langen schriftlichen Prüfung Pausen zu machen. Essen oder trinken Sie etwas, gehen Sie auf die Toilette oder schauen Sie einfach nur in die Luft.
- Verspüren Sie Angst, machen Sie eine kurze Pause und lassen Sie Ihr Gehirn ein wenig ausruhen.
- Prüfen Sie, welche negativen Gedanken Sie haben, hinterfragen Sie diese und formulieren Sie sie anschließend in realistischere und unterstützende Gedanken um.

- Wenn Ihnen nichts einfällt, Sie sich „leer" fühlen, machen Sie ein Brainstorming und schreiben Sie alles – ohne Zensur – auf, was Ihnen in Bezug auf die Aufgabe einfällt.
- Schätzen Sie ab, wie viel Zeit Ihnen für jede Aufgabe zur Verfügung steht, damit Sie am Ende nicht plötzlich unter Zeitdruck geraten. Befolgen Sie den Zeitplan, auch wenn Sie mit einer Aufgabe noch nicht ganz fertig sind. Sie können jederzeit daran weiterarbeiten, wenn Sie am Ende noch Zeit haben.
- Speichern Sie häufig, wenn Sie an einem Computer arbeiten.

Geeignete Handlungsstrategien WÄHREND einer mündlichen Prüfung

- Denken Sie daran: Es ist ganz normal und in Ordnung, bei Prüfungen nervös zu sein.
- Wenn Sie große Angst verspüren und dadurch sehr nervös sind, teilen Sie dies den Prüfenden mit. Sie geben diesen damit Gelegenheit, Ihre Ängste zu berücksichtigen und Sie selbst müssen sich nicht mehr bemühen, Ihre Angst und Nervosität zu verbergen.
- Wenn Sie sich dazu in der Lage fühlen, ergreifen Sie die Initiative und bestimmen Sie die Richtung des Gesprächs. Auf diese Weise können Sie mehr Prüfungszeit darauf verwenden, über Themen zu sprechen, bei denen Sie sich wohl und sicher fühlen.
- Geraten Sie nicht in Panik, wenn Sie etwas falsch verstehen oder auf eine Frage keine Antwort haben. Sie können in einer Prüfung auch dann gut abschneiden, wenn Sie nicht auf alle Fragen eine Antwort wissen.
- Wenn Sie ein Blackout haben, teilen Sie das den Lehrenden oder Prüfenden mit – diese können nicht immer wahrnehmen, wenn so etwas passiert. Nehmen Sie sich etwas Zeit, um sich zu beruhigen. Sie können zum Beispiel eine der Atem- oder Konzentrationsübungen dazu nutzen. Auch wenn Ihnen zwei Minuten lang erscheinen – beeilen Sie sich nicht damit, die Angst loszuwerden, denn sie wird dadurch nur noch länger anhalten.

Geeignete Handlungsstrategien NACH einer Prüfung

- Haben Sie an einer schriftlichen Prüfung teilgenommen, vergleichen Sie danach Ihre Antworten nicht mit den Antworten anderer. Sich zu vergewissern kann zwar verlockend sein, aber auch zu unnötigen Sorgen führen. Im Übrigen sind unterschiedliche Antworten nicht unbedingt gleichbedeutend mit falschen Antworten.
- Haben Sie den Prüfungsraum verlassen, verschwenden Sie keine Zeit mehr darauf, die eigenen Antworten noch einmal im Geiste durchzugehen. Sie können die Antworten im Nachhinein nicht mehr berichtigen, weshalb Sie keine weitere Energie für diese Prüfung zu verschwenden brauchen.
- Denken Sie daran, sich nach einer Prüfung freizunehmen, auch wenn mehrere Prüfungen anstehen und die Zeit bis zur nächsten vielleicht nur kurz ist. Sie werden davon profitieren, wenn Sie sich eine Auszeit gönnen und den Kopf frei bekommen, bevor Sie mit den Vorbereitungen für die nächste Prüfung beginnen.

Überblick: Was funktioniert für Sie?

Das Ausfüllen einer Tabelle wie in Abbildung 6 gibt Ihnen einen Überblick über Ihre ungeeigneten und geeigneten Handlungsstrategien.

ABBILDUNG 6 ÜBERBLICK ÜBER MEINE HANDLUNGSSTRATEGIEN

Meine aktuellen ungeeigneten Handlungsstrategien	**Meine künftigen geeigneten Handlungsstrategien**

Exposition

Angst führt oft dazu, dass Menschen versuchen, die angstauslösenden Situationen zu vermeiden. Dies ist sinnvoll, wenn die Angst durch etwas verursacht wird, das tatsächlich gefährlich ist. Wird die Angst jedoch durch etwas Harmloses ausgelöst, trägt die Vermeidung der auslösenden Situationen leider dazu bei, die Angst zu verschlimmern. Gehen Sie harmlosen Situationen aus dem Weg, bestätigen Sie Ihrem Gehirn, dass Gefahr im Verzug ist – zum Beispiel, indem Sie denken: *„Gut, dass ich das Referat vor der Klasse nicht gehalten habe. Das wäre bestimmt schiefgegangen."*

Exposition ist eine der effektivsten Methoden bei der Arbeit mit Angst, dies gilt auch für Prüfungsangst. Exposition bedeutet, sich absichtlich systematisch und wiederholt einer Situation oder Dingen auszusetzen, die Angst auslösen. Wenn Sie bewusst trainieren, sich in Situationen zu begeben, die Angst auslösen, senden Sie Ihrem Gehirn das Signal, dass keine reale Gefahr besteht. Wie die Erfahrung zeigt, legt sich die Angst von selbst, wenn man sie immer wieder herausfordert. In Situationen, die nicht gefährlich sind, ist diese Angst ein falscher Alarm. Während der Exposition gewöhnen wir uns also an Situationen, die Angst auslösen, und lernen, dies auszuhalten, ohne das gleiche Maß an Angst zu empfinden.

Bei der Arbeit mit Exposition ist es wichtig, geeignete Herausforderungen zu finden. Das Ziel ist das Erleben von Erfolgserlebnissen. So kann allmählich erfahren werden, wie die Angst an Macht verliert. Es ist deshalb besser, mit etwas weniger Anspruchsvollem zu beginnen, das zu einem Erfolgserlebnis führt, anstatt sich gleich an eine sehr schwierige Herausforderung zu wagen, bei der man große Angst verspürt und vielleicht sogar den Mut verliert, weiter zu trainieren. Es ist vorteilhaft, die Exposition in Stufen aufzuteilen, die langsam immer schwieriger werden. Dies wird als abgestufte oder schrittweise Exposition bezeichnet.

Sind Sie von Prüfungsangst betroffen, weil Sie fürchten, vor anderen etwas Falsches zu sagen? Dann kann es Ihnen beispielsweise unvorstellbar erscheinen, mit einer Aufgabe zu beginnen, bei der Sie allein vor der Klasse sprechen müssen. Beginnen Sie als ersten kleinen Schritt zum Beispiel damit, in jeder Dänischstunde einmal die Hand zu heben, wenn dies Ihr Lieblingsfach ist, oder in einer Englischstunde, wenn Sie sich bei Ihrem Englischlehrer oder Ihrer Englischlehrerin am wohlsten fühlen. Haben Sie damit gute Erfahrungen gemacht, können Sie sich neuen geeigneten Herausforderungen zuwenden. Dieser nächste Schritt könnte sein, in einer Situation, in der Sie sich wohlfühlen, absichtlich etwas Falsches zu sagen (beispielsweise in einer Gruppenarbeit oder in einer Unterrichtseinheit mit dem Lieblingslehrer oder der Lieblingslehrerin).

Beispiele für Expositionen, die Prüfungsangst lindern können:

- Schließen Sie die Augen und stellen Sie sich vor, Sie wären bei einer Prüfung.
- Heben Sie in jeder Unterrichtsstunde die Hand.
- Halten Sie Präsentationen vor Familie und Freund*innen.
- Halten Sie eine Präsentation vor der ganzen Klasse.
- Nehmen Sie sich selbst auf Video auf, während Sie vortragen.
- Üben Sie alte Prüfungsaufgaben.
- Arrangieren Sie eine Probeprüfung.

Für Lehrende oder Beratende ist es wichtig, Studierenden keine Expositionsaufgaben aufzudrängen. Lassen Sie Betroffene an der Ausarbeitung der Exposition mitwirken – somit sind diese motiviert, sie auszuprobieren. Wichtig ist auch, dass Sie als Studierende oder Studierender sagen, wenn Ihnen eine Aufgabe zu unüberschaubar erscheint, oder umgekehrt zu wenig herausfordernd. Sie wissen am besten, welche Exposition Ihre Ängste ausreichend herausfordert, ohne zu schwierig oder zu leicht zu sein.

Beispiele für Exposition

Nachfolgend sind mögliche Expositionsstufen zu den Beispielen von Nanna und Martina dargestellt.

Ziel für Nanna: Ein fachliches Thema vor anderen präsentieren können	
Stufe 1	Mich in der Studiengruppe zu Wort melden und Fragen stellen
Stufe 2	Mich während einer Vorlesung melden und Fragen stellen
Stufe 3	Ein fachliches Thema meinen drei besten Kolleg*innen präsentieren
Stufe 4	Eine Präsentation vor einer Kleingruppe halten
Stufe 5	Eine Präsentation vor der gesamten Studiengruppe halten

Ziel für Martina:	**Mich wohler fühlen, wenn ich sozial und beruflich im Mittelpunkt stehe**
Stufe 1	Ich trainiere, mehr über meine Gefühle zu sprechen, wenn ich mit meinen Freund*innen zusammen bin.
Stufe 2	Ich bitte einen Kollegen um Hilfe bei einer Aufgabe.
Stufe 3	Ich bitte den Meister um Hilfe bei einer Aufgabe.
Stufe 4	Mit einem guten Freund, einer Freundin mache ich eine „Probe-Gesellenprüfung" und trainiere, mich in die Prüfungssituation hineinzuversetzen und die erworbenen Fähigkeiten zu zeigen.
Stufe 5	Ich mache mit Absicht einen kleinen Fehler und frage einen Kollegen um Rat.
Stufe 6	Ich mache mit Absicht einen kleinen Fehler und frage den Meister um Rat.

Überblick: Was brauchen Sie?

Sie können Abbildung 7 verwenden, um einen Plan für die Exposition zu erstellen. Setzen Sie sich zunächst ein Ziel und suchen Sie dann Herausforderungen mit passenden Schwierigkeitsgraden. Es kann von Vorteil sein, dies gemeinsam mit Ihrer Lehrerin oder Ihrem Berater zu tun, damit diese Sie beim Expositionsprozess unterstützen können.

ABBILDUNG 7 EXPOSITIONSPLAN

Ziel: ______________________________

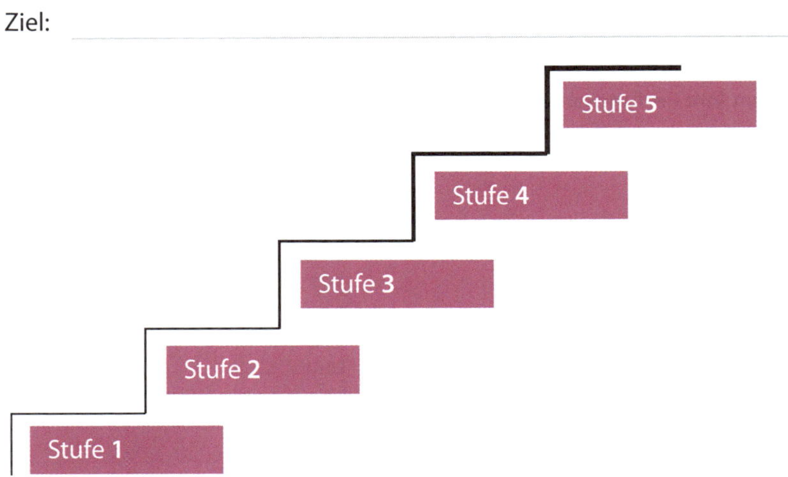

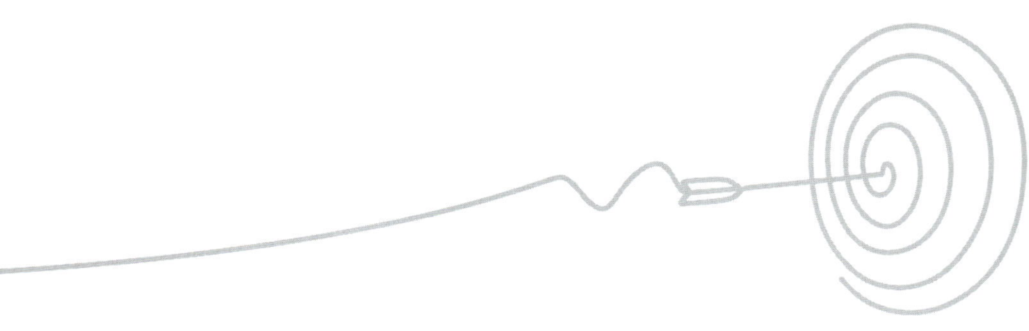

Zusammenfassung

In der folgenden Tabelle finden Sie einen Überblick über die verschiedenen Methoden, die bei der Arbeit mit Prüfungsangst eingesetzt werden können. Denken Sie daran, dass nicht alle Methoden für jeden Menschen gleich gut funktionieren. Deshalb ist es wichtig, die zu finden, die zu Ihnen passen.

Tools gegen Prüfungsangst	
Methode, um einen Überblick über Ihre Prüfungsangst zu bekommen und diese besser zu verstehen	• Den kognitiven Diamanten ausfüllen
Kognitive Methode	• Kognitive Umstrukturierung • Alternativen Gedanken zum negativen Denkmuster finden • Erinnerungskärtchen schreiben
Körperliche Methode	• Atemübungen • Entspannungsübungen • Konzentrationsübungen • Gesunde Gewohnheiten aneignen
Verhaltensmethode	• Geeignete Handlungsstrategien erarbeiten • Exposition

Nach dem Ausfüllen der Abbildungen 4, 5 und 6 kann deren Inhalt in Abbildung 8 übertragen werden. Dies gibt Ihnen einen Überblick über die für Sie nützlichen und relevanten Methoden. Abbildung 9 zeigt ein Beispiel dafür, wie die Abbildung ausgefüllt werden kann. Wir haben dafür das Beispiel von Sofie verwendet.

ABBILDUNG 8 ÜBERSICHT ÜBER MEINE METHODEN

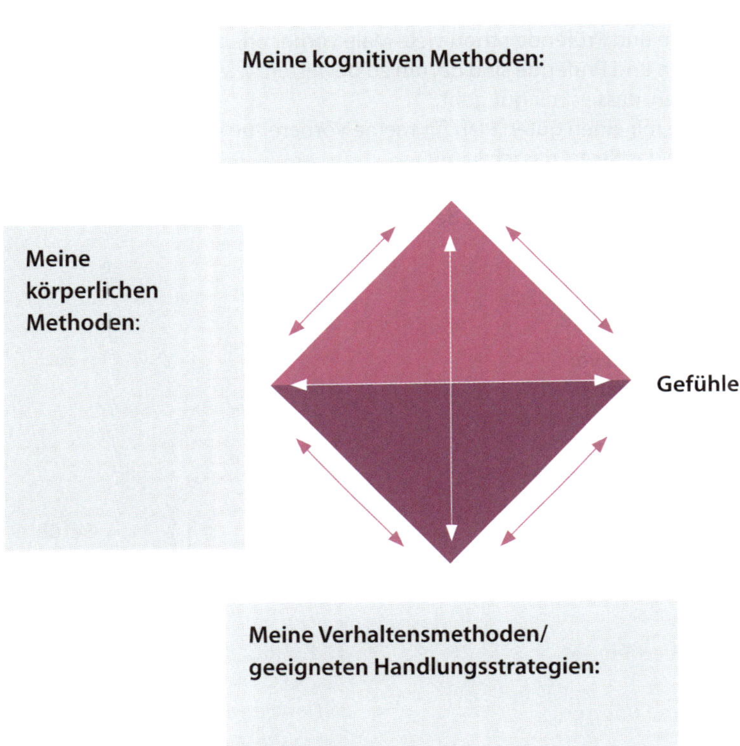

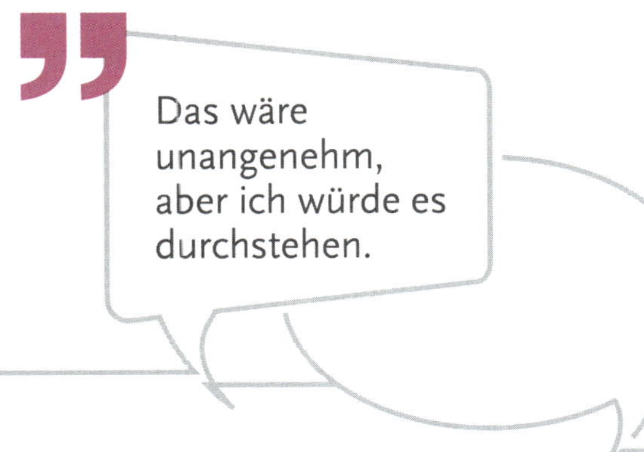

Sofies gute, alternative Gedanken:

- Es ist okay, bei einer Prüfung etwas Falsches zu sagen. Das haben Lehrende und Prüfende schon viele Male vorher erlebt.
- Lehrende und Prüfende sind da, um zu bewerten, was ich kann. Sie wollen, dass es mir gut geht.
- Ich habe mir einen guten Plan für meine Vorbereitung gemacht.
- Ich gebe das Beste, das ich kann.
- Meine Mutter will nur, dass es mir gut geht. Ich weiß, sie wird mich unterstützen, egal wie es mit den Prüfungen läuft.

Sofies körperliche Methoden:

- Ich mache jeden Abend vor dem Einschlafen Entspannungsübungen. Ich werde diese auch vor der Prüfung machen.
- Wenn mein Körper von Angst geplagt wird, mache ich die Atemübungen 4-2-4 und die Methode, bei der ich 7 von 100 abziehe.
- Ich bevorzuge jeden Tag gesundes Essen.
- Ich gehe täglich mit unserem Hund spazieren.

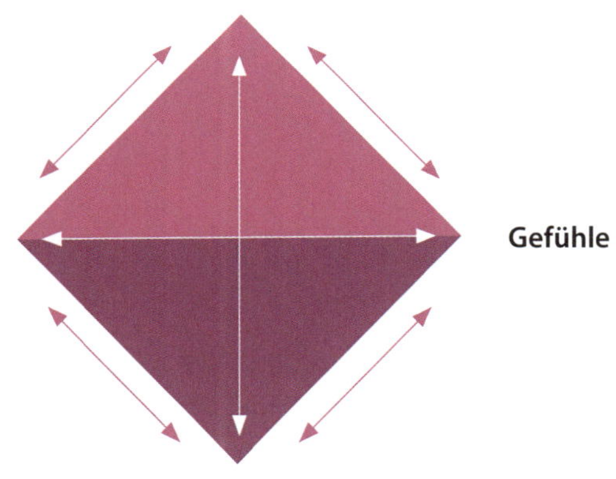

Sofies Verhaltensmethoden/geeignete Handlungsstrategien:

- Ich stelle einen realistischen Plan für meine Vorbereitungszeit auf und halte diesen ein.
- In den letzten drei Wochen vor der Prüfung verbringe ich höchstens eine Stunde am Tag auf YouTube oder mit Fernsehen.
- Ich denke daran, in den letzten drei Wochen vor den Prüfungen etwas zu unternehmen, zum Beispiel zwei Abende pro Woche.
- Ich werde mit meiner Mutter, Anne und Fatima über meine Prüfungsangst sprechen, sodass ich keine Energie darauf verschwenden muss, diese zu verbergen.
- Ich übe, fachliche Themen vor meiner Mutter, Anne und Fatima und vor der Klasse zu präsentieren.

TEIL III

BRAUCHEN SIE MEHR HILFE?

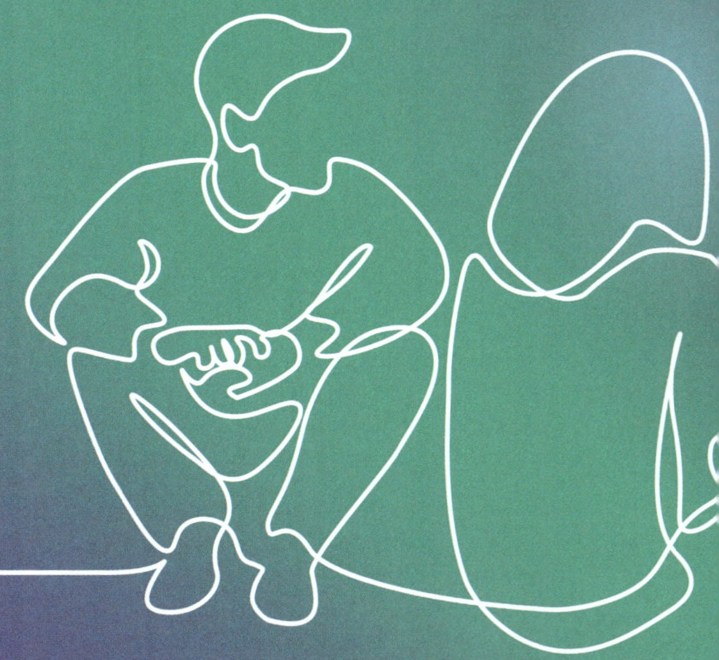

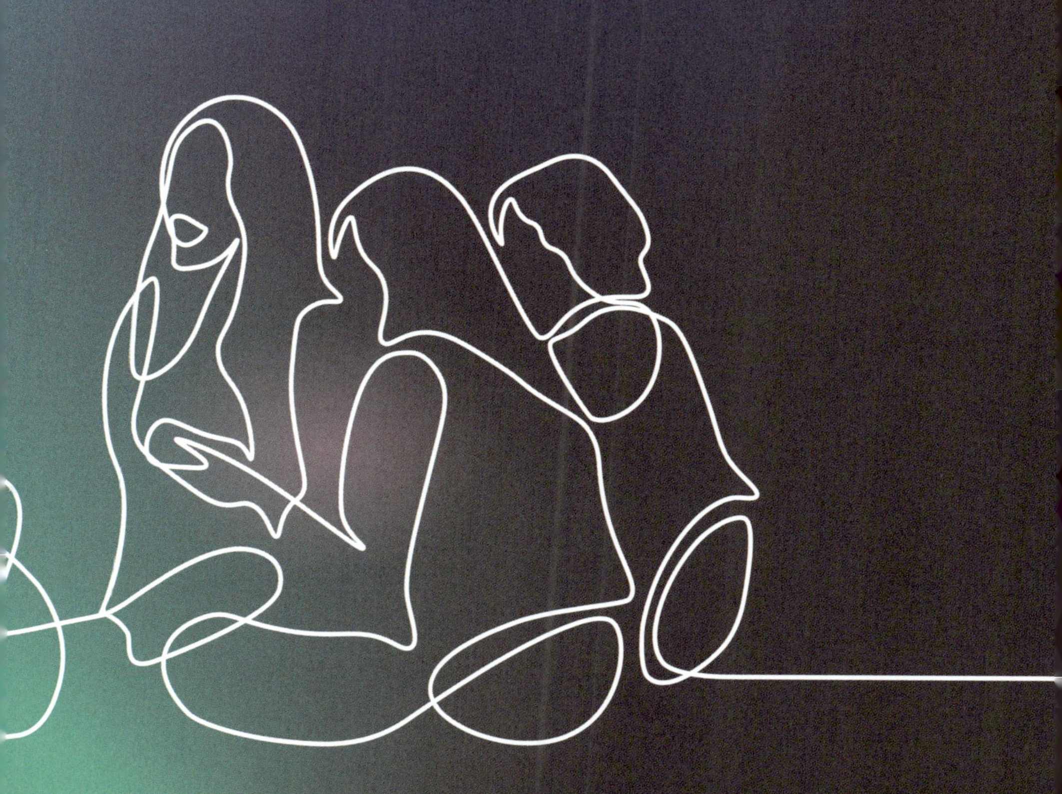

WIE KÖNNEN LEHRENDE STUDIERENDEN HELFEN?

Organisation von Kursen

Dieser Teil des Buches richtet sich an Fachleute aus dem Bildungsbereich, die den Wunsch und die Möglichkeit haben, Kurse für Studierende mit Prüfungsangst zu organisieren. Wir empfehlen sehr, allen Studierenden die Teilnahme an einem solchen Kurs anzubieten. Von einigen konkreten Tools zur Arbeit mit Prüfungsangst können alle profitieren – auch jene, die nicht so stark betroffen sind. Diejenigen, die besonders stark betroffen sind, benötigen möglicherweise längere Kurse oder individuelle Gespräche. Und wenn Zeit und Ressourcen vorhanden sind, ist es optimal, wenn Lehrende und Berater*innen die Kurse in den Schulen oder der jeweiligen Bildungseinrichtung durchführen. Als Alternative bieten sich externe Kursleiter*innen an. Die folgenden Hinweise sind bei der Planung eines Kurses zum Thema Prüfungsangst zu beachten.

Inhalt

Wir schlagen vor, die Struktur des Kurses analog zur Struktur dieses Buches aufzubauen. Sprechen Sie zunächst allgemein über Prüfungsangst und darüber, was in uns vorgeht, wenn wir sie erleben. Die anschließende Arbeit mit dem kognitiven Diamanten kann Studierenden helfen, ihre eigene Prüfungsangst besser zu verstehen. Schließlich können Sie die verschiedenen Methoden vorstellen, die die Studierenden aktiv nutzen können, um ihre Prüfungsangst abzubauen.

Wie lange?

Die Dauer des Kurses hat Einfluss darauf, wie viel Sie erreichen und wie sehr Sie in die Tiefe gehen können. Glücklicherweise können auch kurze Kurse den Studierenden helfen. Bei einer kurzen Kursdauer – zum Beispiel zwei Stunden – können die Problematik der Prüfungsangst, die verschiedenen Mechanismen (die Elemente des kognitiven Diamanten) und eine Einführung in die Methoden durchgegangen werden. Je kürzer die Zeit, desto mehr bleibt es dem*der Einzelnen überlassen, das vermittelte Wissen auf die eigenen Erfahrungen zu übertragen und die Methoden zu Hause zu trainieren. Je mehr Zeit zur Verfügung steht, desto intensiver kann man sich mit den Gedanken und dem gewohnten Verhalten einzelner Betroffener auseinandersetzen und desto mehr Gelegenheit gibt es, die Methoden im Kurs selbst auszuprobieren.

Wer?

Einige bieten Kurse zu Prüfungsangst an, zu denen sich die Studierenden selbst anmelden müssen. Dies hat den Vorteil, dass nur die Studierenden erscheinen, die motiviert sind, sich mit ihren Herausforderungen auseinanderzusetzen. Der Nachteil dieser Methode ist, dass diejenigen nicht erreicht werden, die sich ihre Prüfungsangst entweder (noch) nicht eingestehen oder versuchen, sie zu verbergen.

Alternativ können Sie eine gemeinsame Unterrichtseinheit oder einen Kurstag verpflichtend für alle Studierenden festlegen. Auf diese Weise erreichen Sie auch diejenigen, die sich selbst nicht für einen solchen Kurs anmelden würden. Auf diese Weise können alle – selbst diejenigen, die nicht unter Prüfungsangst leiden – von dem im Kurs vermittelten Wissen profitieren.

Wie viele?

Kurse über Prüfungsangst können für eine begrenzte Anzahl von Teilnehmer*innen oder für größere Gruppen, wie zum Beispiel für ganze Klassen oder Jahrgangsstufen, angeboten werden. Überlegen und entscheiden Sie, was für Sie und Ihre Zielgruppe am besten passt. Kleine Gruppen von beispielsweise sechs Teilnehmer*innen ermöglichen es, individuell besser zu unterstützen, sowohl in Bezug auf die Übertragung des allgemeinen Wissens auf die jeweilige persönliche Situation als auch auf die Schulung und Anpassung der verschiedenen Methoden an die einzelnen Studierenden. Bieten Sie den Kurs für eine größere Gruppe an, können Sie mit relativ wenigen Ressourcen mehr Menschen erreichen. Die Teilnehmer*innen müssen allerdings in der Lage sein, das Wissen aus dem Kurs auf ihre eigene Situation zu übertragen und mit den Übungen selbstständig zu arbeiten.

Integrieren Sie das Thema Prüfungsvorbereitung in Ihren laufenden Unterricht

Mit den folgenden Tipps können Sie als Lehrende oder Betreuer*innen dazu beitragen, Prüfungsangst im Unterricht oder im Schulalltag vorzubeugen:

- Nehmen Sie sich ausreichend Zeit, um über die Prüfungsanforderungen zu sprechen, aber achten Sie darauf, die Studierenden damit nicht einzuschüchtern.
- Machen Sie die Studierenden so vertraut wie möglich mit der Prüfungsform. Gehen Sie im Detail durch, wie eine Prüfung ablaufen wird.
- Sprechen Sie mit den Studierenden über gute und realistische Lerngewohnheiten. Wie viel Zeit sollte für das Lernen und die Vorbereitung aufgewendet werden? Wie werden gute Notizen erstellt und verwendet? Wie oft werden Pausen eingelegt und wie werden Vorbereitungszeit und Freizeit voneinander getrennt?
- Wiederholen Sie hilfreiche Prüfungstechniken, wie zum Beispiel die Strukturierung der Zeit und gute Formulierungen, die verwendet werden können, wenn Zweifel an der Antwort bestehen. Machen Sie in diesem Zusammenhang deutlich, dass nicht erwartet wird, dass die Studierenden ALLES beantworten können, um gut abzuschneiden.
- Besprechen Sie Worst-Case-Szenarien realistisch, ohne einzuschüchtern. Was passiert, wenn eine Prüfung nicht bestanden wird?
- Seien Sie ansprechbar und bereit zu helfen oder verweisen Sie auf Hilfe, wenn Studierende Ihnen ihre Prüfungsangst mitteilen.

- Planen Sie die *Exposition* während des Schuljahres ein und ermöglichen Sie damit den Studierenden, die Präsentation von Wissen schrittweise zu trainieren. Sprechen Sie mit den Studierenden über die Idee der Exposition. Sie geben ihnen damit die Gelegenheit, das Grundprinzip zu verstehen und die Erfahrung zu machen, dass es tatsächlich möglich ist, den Weg aus der Angst zu trainieren.
- Sprechen Sie mit denjenigen, die unter Prüfungsangst leiden, und finden Sie so heraus, ob Sie als Lehrkraft etwas tun können, um sie im Unterricht oder in einer Prüfungssituation bestmöglich zu unterstützen.
- Entdecken Sie bei Studierenden Prüfungsangst, dann scheuen Sie sich nicht, dies anzusprechen und informieren Sie die Betroffenen über die verfügbaren Möglichkeiten (Studienberatung, Studentenberatung in der Hochschulbildung, Kurse, psychologische Behandlung in schwerwiegenden Fällen usw.).

MEHR HILFE FÜR STUDIERENDE

Studienberatung

Wenden Sie sich an die Studienberatung Ihrer Bildungseinrichtung, um herauszufinden, welche Dienste für Studierende mit Prüfungsangst zur Verfügung stehen.

Studentenberatung

Die Studentenberatung *Studenterrådgivningen* unterstützt in Dänemark Studierende bei Fragen zur Hochschulausbildung. Es gibt Möglichkeiten der kostenlosen Hilfe in Form von Workshops, Gruppenkursen über Prüfungsangst oder individuelle Gespräche mit Psycholog*innen oder Sozialarbeiter*innen.

Kurse zu Prüfungsangst

Manche Fachleute möchten Kurse über Prüfungsangst vielleicht nicht selbst durchführen. In diesem Fall können Sie jemanden finden, der Erfahrung mit der Durchführung solcher Kurse hat. In Dänemark bieten viele Psycholog*innen und andere Fachleute in ihren Kliniken und Schulen Kurse über Prüfungsangst an. Zielgruppen sind sowohl Studierende mit Prüfungsangst sowie Lehrkräfte und Berater*innen, um sie auf die Durchführung von Kursen über Prüfungsangst vorzubereiten.

Psychologische Hilfe

> Für manche ist die Angst ein so allgegenwärtiger Teil ihres Lebens, dass sie mehr Hilfe brauchen.

Für manche ist die Angst ein so allgegenwärtiger Teil ihres Lebens, dass sie mehr Hilfe brauchen, als dieses Buch oder ein Kurs über Prüfungsangst bieten kann. Hier kann psychologische Unterstützung die Lösung sein. Mit ärztlicher Überweisung ist ein finanzieller Zuschuss möglich (Auskunft darüber können Ärzt*innen, Krankenkassen oder Versicherungen geben).

Es ist auch möglich, einen Psychologen oder eine Psychologin ohne Überweisung zu konsultieren. Das ist zwar teurer, aber es gibt keinen Unterschied in der Behandlung, die Sie erhalten.

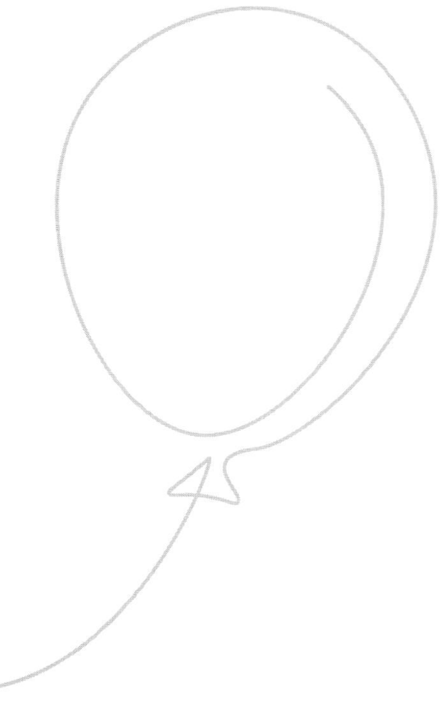

Quellen

Bohni, Malene Klindt: *Jugendliche mit Angststörungen unterstützen. Ein Leitfaden für Eltern und Fachleute.* Renate Götz Verlag, Dörfles, 2020

Studentenberatung *Studenterrådgivningen: Examen (Eksamen),* 2016. Als download auf srg.dk

Dänische Gesundheitsbehörde: *Prävalenz, Inzidenz und Aktivität im Gesundheitswesen für Kinder und Jugendliche mit Angststörungen, Depressionen, ADHS und Essstörungen (Prævalens, incidens og aktivitet i sundhedsvæsenet for børn og unge med angst, depression, ADHD og spiseforstyrrelser),* 2017

Literaturempfehlungen

Bohni, Malene Klindt: *Jugendliche mit Angststörungen unterstützen. Ein Leitfaden für Eltern und Fachleute.* Renate Götz Verlag, Dörfles, 2020

Collins-Donelly, Kate: *Starving the Exam Stress Gremlin: A Cognitive Behavioural Therapy Workbook on Managing Exam Stress for Young People.* Jessica Kingsley Publishers, London, 2017

Collins-Donelly, Kate: *Wie man die eigenen Ängste bewältigt. Ein Trainingsbuch für Kinder im Grundschulalter.* dgvt-Verlag, Tübingen, 2019